Monthly Book *Derma.*

編集企画

JN115788

　思い返せばすでに何年も前のことのように思いますが, 令和2年2月COVID-19による感染拡大が起き, 丸2年が経過し3年目に突入しています. これまでに新型インフルエンザ感染の経験などあったものの, 自分にとって身近なものではなかったし, ロックダウンを行わなくてはならないようなパンデミックは, 当然のことながら初めての経験で, 今考えれば当初は何事にも右往左往していました. この2年間, 様々な分野でニューノーマルができてそれが当たり前になりました. コロナ禍はまだ続いているものの, 2年前と比較すればはるかに落ち着いて対応できるようになり, コロナ病棟に立ち入って, 個人用防護衣(PPE)をつけて診療することさえできるようになりました. 慣れてくると, 目まぐるしく変わった2年間の診療の内外のことについて記録し, 記憶したいと思うようになりました. またコロナが終わった後にこそ診療に役立つ内容にしたいと編集企画を組ませていただきました.

　内容の前半はウイルスとワクチンのことを改めて学ばせていただきました.

　ウイルス性疾患は皮膚科医にとってなじみ深いものですが, 次々と変異するウイルスの生き様は, 生物とウイルスの関係をあらためて考えさせられました. 決して離れることのできないウイルスとこれからもまた共生し, 戦っていくのがお互いの運命だとわかります. またコロナワクチンはmRNAを使用したワクチンでしたが, 効果がある一方で副反応も強いことに戸惑いました. また, われわれにとっては帯状疱疹のワクチン2種類も身近なものになっており, ワクチンの種類や副反応の強さの理由を本書から詳細に学ぶことができます.

　内容の中盤はコロナ禍に行われた感染対策の実情と, それにまつわる皮膚トラブルについて, そしてCOVID-19感染やワクチン接種で経験した脱毛症, 重篤な合併症である血栓症についてとりあげました. 手袋・マスク・手指消毒・手洗いなどは以前から皮膚症状を頻繁に起こしていますが, あらためてその使い方や頻度について正しい指導に結びつけられるようになる内容となっています.

　内容の後半は副反応について話題となった添加物アレルギーついてとりあげていただきました. 化学物質や添加物による皮膚の障害は, このように社会現象にともなって, よく使われる物質が問題のトレンドとなるため, いつもその情報をアップデートする必要性があることを再認識しました.

　そしてこの2年間で皮膚科診療におきた影響をアンケートでまとめた臨床皮膚科医会の貴重なデータをご提供いただきました. 当初の必要物質の欠品による混乱や大病院・中規模病院への大打撃がわかり, これからの課題も見えてきます.

　巻末にはよく患者さんに聞かれること, 今後起こる災害や新たなパンデミックを視野に入れた内容をQ&Aにしてありますので, こちらもご活用いただきたいと思います.

　大変お忙しいなか, 充実した内容をまとめていただいたご執筆者の先生方にこの場を借りて心より感謝を申し上げます. 手に取っていただけるみなさまには, 隅から隅まで読破していただきたい内容となっています.

2022年4月

高山かおる

KEY WORDS INDEX

WRITERS FILE
ライターズファイル
（50 音順）

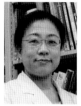

伊藤　明子
（いとう　あきこ）

1993年	新潟大学卒業
1999年	同大学大学院医学研究科卒業（医学博士） 新潟市民病院皮膚科
2000年	新潟大学医学総合病院皮膚科，医員，助教，講師
2017年	同，病院准教授 ながたクリニック，副院長

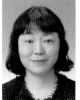

岩澤うつぎ
（いわさわ　うつぎ）

1989年	日本大学卒業
1989年	駿河台日本大学病院皮膚科，入局
1995年	虎の門病院皮膚科へ手術の修行にでる
2001年	虎の門病院皮膚科，医員
2005年	都立広尾病院皮膚科，医長
2012年	都立広尾病院皮膚科，部長

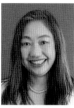

野村　有子
（のむら　ゆうこ）

1986年	慶應義塾大学卒業
	同大学皮膚科教室入局
1988年	神奈川県警友会警友病院皮膚科研修
1990年	慶應義塾大学皮膚科，助手
1992年	神奈川県警友会けいゆう病院皮膚科
1998年	野村皮膚科医院開業
2003年	チャリオタワーに医院を移転

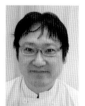

稲福　和宏
（いなふく　かずひろ）

1994年	琉球大学卒業 同大学皮膚科入局
1999年	琉球大学大学院修了 アドベンチストメディカルセンター皮膚科
2000年	琉球大学医学部附属病院皮膚科，助手
2002年	沖縄県立那覇病院皮膚科
2004年	琉球大学皮膚科，助手
2005年	琉球大学医学部附属病院皮膚科，講師
2007年	国保直営総合病院 君津中央病院皮膚科，科長

加藤　裕史
（かとう　ひろし）

2004年	名古屋市立大学卒業 社会保険中京病院，臨床研修医
2006年	名古屋市立大学病院，シニアレジデント
2007年	熊本大学皮膚科・形成再建科，臨床研究医
2008年	名古屋市立大学皮膚科，臨床研究医
2011年	同大学臨床研修センター，特任助教
2012年	蒲郡市民病院皮膚科，科長
2015年	名古屋市立大学皮膚科，病院講師
2016年	同，講師
2021年	同，准教授

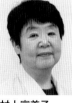

村上富美子
（むらかみ　ふみこ）

1984年	聖マリアンナ医科大学卒業 同大学形成外科入局
1990年	同大学大学院医学研究科卒業 同大学形成外科，助手
1994年	同大学皮膚科，助手
1999年	同，講師
2000年	同大学横浜市西部病院皮膚科，副部長
2004年	同大学皮膚科，助教授 兼同大学横浜市西部病院皮膚科，部長
2007年	呼称変更により同大学皮膚科，准教授
2020年	同，特任教授

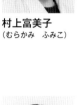

今福　信一
（いまふく　しんいち）

1991年	九州大学卒業 同大学医学部附属病院皮膚科，研修医
1992年	メリーランド大学皮膚科，医員
1996年	九州大学皮膚科，助手
2000年	広島赤十字・原爆病院皮膚科，診療部長
2003年	九州大学皮膚科，助手
2005年	北九州市立医療センター皮膚科，主任部長
2007年	福岡大学皮膚科，講師
2009年	同，准教授
2014年	同，教授

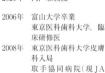

木下亜衣子
（きのした　あいこ）

2006年	富山大学卒業 東京医科歯科大学，臨床研修医
2008年	東京医科歯科大学皮膚科入局 取手協同病院（現 JA とりで総合医療センター）皮膚科
2011年	東京医科歯科大学皮膚科，助教
2012年	防衛医科大学校皮膚科，助教
2014年	済生会川口総合病院皮膚科，医長
2022年	初石皮膚科クリニック，院長

矢上　晶子
（やがみ　あきこ）

1996年	藤田保健衛生大学卒業 同大学皮膚科入局，研修医
2002年	同大学大学院修了 同大学皮膚科，助手
2004年	同，講師
2007〜09年	国立成育医療センター免疫アレルギー研究所（現，国立成育医療研究センター），研究員
2011年	藤田保健衛生大学皮膚科，准教授
2016年	同，臨床教授
2017年	同大学坂文種報徳會病院（現，藤田医科大学ばんたね病院）総合アレルギー科，教授

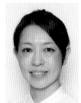

高山かおる
（たかやま　かおる）

1995年	山形大学卒業
1999年	東京医科歯科大学皮膚科大学院修了 同，医員
2000年	済生会川口病院皮膚科
2002年	中野総合病院皮膚科
2003年	同，医長
2004年	秀和総合病院皮膚科，医長
2006年	東京医科歯科大学皮膚科，助手
2008年	同，講師
2015年	済生会川口総合病院皮膚科，主任部長

渡辺　大輔
（わたなべ　だいすけ）

1993年	名古屋大学卒業 厚生連加茂病院，研修医
1994年	名古屋大学皮膚科入局 同学医学部附属病院，研修医
1999年	同大学大学院修了 同大学医学部附属病院態制御研究部門ウイルス感染，助手
2002年	米国ハーバード大学医学部ウイルス学留学
2004年	愛知医科大学皮膚科，助教授
2007年	同，准教授
2010年	同，教授

INDEX

Monthly Book *Derma.* No. 322／2022.5 ◆目次

コロナ禍の皮膚科日常診療

◆編集企画／埼玉県済生会川口総合病院主任部長　高山　かおる　　◆編集主幹／照井　正　　大山　学

INDEX

MB Derma, 322：1-8, 2022.

◆特集／コロナ禍の皮膚科日常診療

ウイルス感染症とヒトの病と皮膚疾患

今福信一*

Key words：新型コロナウイルス感染症（COVID-19），新型コロナウイルス（SARS-CoV-2），ヘルペスウイルス（herpesvirus），ヒトパピローマウイルス（human papillomavirus）

Abstract ウイルスは細胞に感染して自己複製する病原体で，蛋白の殻に包まれ遺伝情報であるゲノムを持つ．どのような生物にも専属のウイルスが存在して，多くの場合で両者は共生している．一方，本来の宿主以外のウイルスに感染すると，重症化する場合があり，現在猖獗している新型コロナウイルス（SARS-CoV-2）も同様である．RNA ウイルスである SARS-CoV-2 では既に新たな宿主であるヒトとの間で平衡に近づいており，感染力は高くなる一方で顕著な軽症化がみられる．様々なウイルス感染症が皮膚症状を呈するが，それらは ① 初感染による宿主の反応としての皮膚症状，② 皮膚の角化細胞への感染による細胞変性効果，③ 宿主との特殊な関係（持続感染や腫瘍化）などに分類できる．それぞれに適した検査で診断することが重要となる．

ウイルスを理解する

1．はじめに～ウイルス感染症とは

ウイルス感染症は定期的に世の中を騒がせてきた．AIDS の出現，エボラウイルス，ブタ由来の新型インフルエンザの世界的流行（パンデミック2009）やブラジルで問題になったジカウイルス，SARS や MERS，そして現在も大流行中の新型コロナウイルス感染症（世界的には coronavirus disease 2019：COVID-19）と，様々な新興勢力が出現している．今ほど一般社会にウイルスという言葉が用いられた時代はないだろう．生き物は変わらないが，ウイルス感染症は 21 世紀のわずか 20年だけでも様々に「新種」が出現して進化，変化していると言える．この素早い変化こそウイルスの本質で，相互作用により宿主を変えていく．本稿ではウイルスの基本的な性質，COVID-19 を例にしたウイルスと地球生命とのかかわり，そして皮膚に感染するウイルスについて概括する．ウイルスに関する基本的な事柄については戸田新細菌学（吉田眞一，柳 雄介，吉開泰信編，南山堂），Fields Virology 5th edition（Knipe DM, Howley PM, Lippincott Williams & Wilkins）などに詳細な記載があるので参照して欲しい．

2．濾過性病原体

ウイルスは virulent（病害性がある）という形容詞の語幹から作られた造語である．歴史的には最初に発見されたウイルスは植物ウイルスであるタバコモザイクウイルスであった．当時 19 世紀の終わり頃は既にロベルト＝コッホによって伝染する病気は細菌によって媒介されていること，つまり感染症という概念が理解されていた．しかし，タバコモザイク病の葉の抽出液に，細菌が通過できない濾過器を通しても効果が失われない病原体が見つかり，filterable virus（濾過性病原体）と名付けられた．その後様々な生物，微生物に同様の病原体が存在することが判明し，20 世紀に入って電子顕微鏡の登場でウイルスの実像が初めて観察されることになった．

* Shinichi IMAFUKU，〒814-0180 福岡市城南区七隈 7-45-1 福岡大学医学部皮膚科学教室，教授

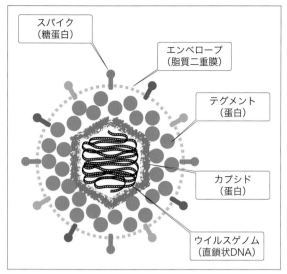

図 1. ウイルスの構造の模式図
主にヘルペスウイルスをモデルにしている.

3．ウイルスの構造

ウイルスは蛋白質の殻（カプシドと呼ばれる）の中に，遺伝情報（ゲノム）である DNA か RNA のどちらか一方が入った一種の「巨大分子」とも言えるような構造物である（図1）．一部のウイルスはカプシドの周囲にエンベロープと呼ばれる脂質二重膜（細胞膜）構造を纏っている．これは宿主細胞の膜由来で，まさに宿主の「皮を被っている」状態で，細胞膜と融合を生じやすく感染しやすいという性質をウイルスに与える．ウイルスは細胞のようにエネルギーを産生して自律的に増殖する仕組みを持っておらず，結晶化することも可能な無生物である．生きた細胞にウイルスが感染すると，その細胞の持つ蛋白合成などの機能を巧みに利用して自己複製を行う．

4．ウイルスの生活史

ウイルスは細胞内で自己複製するが，これには厳密な手順がある．一般に細胞表面との結合，取り込み，ウイルス蛋白合成とゲノム複製，成熟，出芽という過程を経る（図2）．ウイルスは細胞表面の種々の受容体を介して細胞内に侵入する．ウイルスは膜融合からいきなり細胞質内に入り込むものと，受容体と一緒に小胞に包まれて能動的に取り込まれる（エンドサイトーシス）ものがある．細胞質内に取り込まれたウイルスの中身は，その一部の蛋白の働きで早期の遺伝子群をまず発現す

る．早期の遺伝子の多くは，① 細胞を征圧して自分の複製に有利にする，② 細胞内のウイルス排除機構を抑制する，③ 自分の部品を生産するのに必要な道具（DNA や RNA の合成酵素，できた蛋白をトリミングするプロテアーゼなど）として働く．これらの道具からバラバラに自分の部品（核酸，殻を構成する蛋白，一部その他の機能を持つ構成蛋白）が合成されると，それらが組み立てられ，さらに必要ないろいろな修飾が細胞内で加えられて成熟し，最終的に細胞膜をエンベロープとして被って細胞外に排出される．ウイルス感染が生じてもしばらくの間細胞の変化がみられない時期は暗黒期（eclipse）と呼ばれるが，この時期にもウイルスの複製は着々と進んでいて，細胞には既に不可逆な変化が生じている．ウイルス感染によりみられる細胞の変性を細胞変性効果（cytopathic effect；CPE）と呼び，最終的には細胞は壊死に至る．一部のウイルスは細胞を不死化したり腫瘍化したりする（EBウイルスやヒトパピローマウイルス）．

5．ウイルスに対する免疫

細胞外で増殖する病原性微生物には細菌や真菌があるが，これらの微生物も細胞であり，したがってそれらを殺傷するには細胞壁や膜に穴を開けて破壊する（溶菌させる）ような攻撃が主体になる．対照的に，ウイルスは細胞内で増殖するので，例えて言えば室内に入った敵（主にウイルスのゲノム）を識別してその動きを抑制する必要がある．と同時に，隣の部屋（細胞）への侵入を防ぐために既に感染された部屋（細胞）からは周囲に向けて警告を発することも重要となる．抗ウイルス免疫は早期には自然免疫が作動し，それに引き続いて獲得免疫が生じる（図3）[1]．ウイルスは細菌のペプチドグリカンや真菌のマンノースのように細胞外からすぐに認識できる生物学的に共通する特徴（モチーフ）を持っていない．したがって，初感染において細胞外の受容体と結合するのを防ぐのは難しい．一方で細胞に侵入すると，そこに放出されるウイルスゲノムはヒトの細胞が持たないメチル化

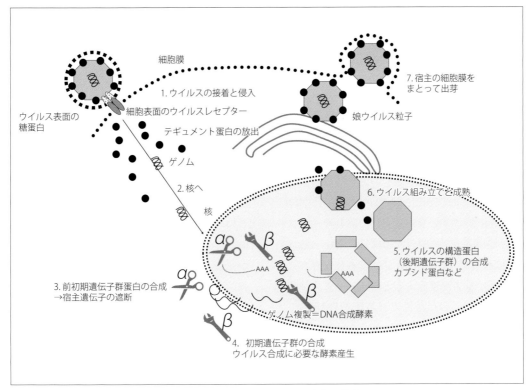

図 2. ヘルペスウイルスの生活史の模式図
ヘルペスウイルスは核で増殖する.

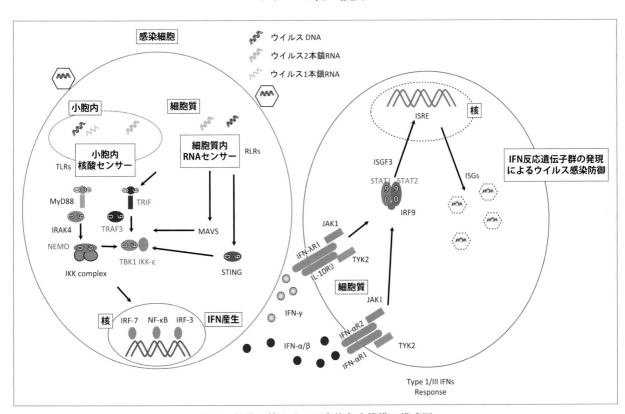

図 3. 細胞の抗ウイルス自然免疫機構の模式図

されていない DNA や二本鎖 RNA などの病原体パターンが明らかとなる．これらを自然免疫のパターン認識受容体が検出する．前述したように，ウイルスは小胞により取り込まれるものと，細胞質に入るものがあるので，ウイルス認識受容体は小胞膜の内面に発現しているものと，細胞質内に発現しているものがある．小胞内には主に Toll like receptor 3, 7, 8, 9 が発現しておりウイルスの DNA や RNA を，細胞質内には RIG-like receptor と呼ばれるウイルス RNA 認識受容体が存在していて，ウイルスが侵入すると直ちにそれを検出する．皮膚筋炎の自己抗原で有名な MDA5 も二本鎖 RNA を認識してこれをほどくヘリカーゼの一種で，細胞質内ウイルスレセプターである．これらのウイルスゲノム検出器はいくつかの細胞内シグナル伝達機構を介して，最終的には I 型インターフェロン（IFN）の産生を促す．I 型 IFN には IFNα と IFNβ があり，これらが細胞レベルでの抗ウイルス効果を発現する．形質細胞様樹状細胞（plasmacytoid DC）はウイルス感染に際して大量の IFNα を産生して，その後につながる獲得免疫を誘導すると考えられている[2]．獲得免疫では樹状細胞が認識したウイルスの特異的な蛋白をヘルパー T 細胞が認識して増殖し，感染した細胞を破壊してウイルス感染の「延焼」を抑制する．またウイルス抗原に合致する B 細胞受容体（抗体）を発現している B 細胞がウイルス抗原の呈示を行うと，それに合致する受容体を持つ follicular helper T 細胞と相互確認が行われる．この照合で T 細胞から増殖の指令が入った B 細胞は形質細胞となり永続的にその抗体を産生する．抗体は侵入してきたウイルスの表面抗原を中和し，2 度目の感染を防ぐ（軽症化する）最も効果的な方法である．ウイルス感染から 2 週間後には効果の高い抗体が産生され，一般に感染は収束する．

新型コロナウイルス感染症とヒト

1．ウイルスの普遍性

ウイルスは我々ヒトだけではなく，動物にも植物にも，そしてカビや細菌などの微生物にも，一部ではウイルスにもそれぞれに特異的なウイルスが存在する．細胞は 2 分裂という方法をとるのに対し，ウイルスは自己分子を大量に生成して組み立てる，という全く別の増殖方法をとる．しかし，この両者も同じ遺伝暗号であるコドン（RNA とアミノ酸の対応）の共通システムを利用している．このコドンを利用した RNA-蛋白系の自己複製機構は，生命より以前から存在していて，そのなかから従属栄養的なウイルス様の複製機構が生まれ，一部はエネルギー生成系を獲得して細胞として誕生したのかもしれない[3]．ウイルスは細胞という自律的増殖システムに感染してそのゲノムの一部を細胞に渡したり，受け取ったりすることで個体間での遺伝子のやり取りを媒介する一種のベクターとも言える．この動的な遺伝子導入は生命の進化を担ってきていると考えられる．ヒトのゲノムの中の大部分は内因性レトロウイルス，トランスポゾンと呼ばれる自己増殖性の配列が占めており，それらの増殖や転移により新しい機能を獲得（あるいは喪失）してきたと考えられる．つまり，ウイルスは固有の細胞と一対の生命とも言えるものであり，ウイルスが運んできた有用な遺伝子の導入は進化につながり，害のある遺伝子は絶滅をもたらし，少し悪いものは病気という厄介者として生命に宿ることになると考えられる．

2．ウイルスと種の形成

多くのウイルスは本来の宿主にとってはほとんど病原性がなくても，他の動物に感染すると重篤な疾患を生じる場合がある．これは自然宿主とウイルスの間では，長い共生のなかで互いにとって妥協的なものに変化するからに他ならない．この過程でウイルスに耐性のない宿主は淘汰され，また強毒性で宿主を滅ぼすウイルスも生存できない．現在ある生命にはこのような共生が可能なもののみが生存することとなる．この小さな平衡が種を規定して，他の種との交わりを困難にすることで，種は徐々に孤立して独特の存在となる．種が分かれていくにつれて，その種固有のウイルス

は種内では弱毒性で，種間では強い病原性を持つようになり，結果として自分の宿主である種を護る役割「種護神」となる[3]．1つの種はその内部では極めて均質で，かつ種間では独特になるのは，病原体が自由な交配を阻害して，種を規定することも要因と考えられる[1]．この宿主とウイルスの均衡現象は COVID-19 によりリアルタイムで極めてわかりやすくみられた（後述）．

3．コロナウイルスの新興感染症

2002 年に中国広東省で原因不明の肺炎患者が急増し，重症急性呼吸器症候群（severe acute respiratory syndrome；SARS）と名付けられた．やがてその原因がコロナウイルスであることが突き止められた．このウイルスは自然宿主であるキクガシラコウモリ由来で，SARS-coronavirus（CoV）という名称が与えられた．SARS では 30 を超える国や地域に感染が広がり，WHO の報告では 8,069 人の患者のうち 775 人が死亡した（致死率9.6％）．2012 年サウジアラビアで重症の肺炎が流行し，中東呼吸器症候群（Middle East respiratory syndrome；MERS）と命名され，原因ウイルスがヒトコブラクダを自然宿主とする MERS-CoV であることが判明した．WHO によると 27 か国で 2,494 人の感染者が報告され，858 人が死亡している（致死率 34.4％）．これらの両ウイルスによる死亡者の多くは，高齢者と基礎疾患を持つ人に限られていた（*IASR*, **33**：303-304，2012 年 11 月号）．

2019 年，中国武漢市に肺炎患者が急増，原因ウイルスはコウモリを自然宿主とするコロナウイルスで，SARS-CoV-2 と命名され，疾患名は coronavirus disease 2019；COVID-19 とされた．COVID-19 は SARS，MERS とは異なり病原性は低かったものの感染力が強く，瞬く間に世界中に拡散して，感染者は世界全体で数億人に達し，数百万人の死者が出た．国内では 2020 年 1 月に一部の都市やクルーズ船内で感染者が確認された後，患者が増加した．集団・個人の感染予防対策として，三密の回避，マスク手洗いなどの対策が取られ，感染者の隔離目的で接触者の追跡と PCR 検査

が行われた．その陽性者数は対策の有無にかかわらず波状に増加と減少を繰り返して来た．本邦では，2021 年春からはワクチンが普及して*δ*（デルタ）株による第五波の流行は急速に終息したが，より軽症へ変異した*o*（オミクロン）株が出現して急速に過去最多の増加がみられた．この流れは世界と同調している．*o* 株は非常に多くの感染者を出しているものの，重症化率は著しく低下し，最終的にこの執筆時点（2022 年 1 月）では死亡率は感染拡大当初と比較して極めて低くなっている．

4．コロナウイルスのウイルス学的性質

コロナウイルスは＋鎖一本鎖 RNA ウイルスで，そのゲノムは CAP 構造と PolyA テールを持ち，自身の mRNA として働く．ゲノムは 26～32 kb と RNA ウイルスとしては大型で，16 個の非構造蛋白と 4 個の構造蛋白をコードする[4]．一般的な小型 RNA ウイルスと比較して多くの遺伝子を持ち，複雑な制御が行われている．ウイルス粒子は螺旋対称性を持つ球形でエンベロープを持ち，径 120～160 nm である．表面に大きく特徴的なスパイク蛋白を発現し，この電顕上の見た目が王冠状にみえるので，この名称を与えられている．RNA 依存性 RNA ポリメラーゼ（RNA dependent RNA polymerase；RdRP）で自己複製を行うので，RdRP を阻害する薬剤（モヌルプラビルなど）で増殖が抑制できる．細胞側の受容体はアンギオテンシン変換酵素 2（angiotensin converting enzyme 2；ACE2）で[5]，これに結合してエンドサイトーシスで細胞内に取り込まれてからそのゲノムを細胞質内に放出する[4]．

5．COVID-19 の臨床像の変遷

SARS-CoV-2 に感染すると，主に肺胞で炎症を生じウイルス性の肺炎となり呼吸不全が生じる[5]．また一部の患者では血栓症が生じやすくなり，微小血栓が多臓器にみられる．皮膚では有痛性の点状の紫斑を生じる例がみられ"covid toe"と呼ばれ有名になった．治療方法として，当初効果が認められたのはステロイドの全身投与であり，これは COVID-19 が感染症としてよりも炎症

性疾患として重篤になりやすいことを示した．一方で免疫抑制作用から懸念された乾癬の生物学的製剤治療を受けている患者では，予想に反してIL-17[6]やIL-23[7)8]の阻害をしている患者でCOVID-19の予後が悪くないことが次々に報告された．抗ウイルス薬以外の薬剤としてはJAK阻害薬であるバリシチニブ[9]，抗IL-6受容体抗体トシリズマブ[10]など抗リウマチ薬で若干の効果が認められた．抗血栓療法などと相まって，治療法は徐々に進歩し，またワクチン接種の拡大による集団の抵抗が高くなると，徐々に重症者は減少した．この執筆時点で最後に流行しているo株は，肺炎を生じる確率が極めて低くなり，発熱，咽頭・扁桃痛と鼻症状が中心と変化してきた．

6．COVID-19とヒト集団

前述したように新興感染症は他の宿主，主に野生動物から感染することでヒトに重い疾患を生じる．新興コロナウイルス感染症群も，それ以外に近年出現した新興ウイルス感染症，例えばHIV，パンデミックインフルエンザ2009（ブタ），鳥インフルエンザ，エボラ出血熱，ジカ熱などいずれも動物由来である．RNAウイルスはDNAウイルスに比較して変異が容易で，それによって変化し続けて感染を繰り返しやすい性質がある．病原性が強いウイルスは宿主のダメージが大きいため，遠方へ運ばれにくく拡散しにくくなる．したがって株間での競争では重症株は拡散しにくく，軽症株はより早く拡散する．軽症株が蔓延すると重症株は感染する余地が減少する．このように軽症株が選択されて最終的に宿主と平衡に至る．o株でみると，肺胞の上皮に感染していたウイルスが，主に上気道や咽頭に感染するように変化しており（いわゆる風邪症状），より早く自己複製してより早く次の感染の機会を獲得しやすく変異している．多くの流行性ウイルス感染症が風邪症状に収束するのもこのような選択の結果なのかもしれない．

7．感染症と集団の選択

これを宿主側からみると感染に脆弱な遺伝的性質を持つ集団は感染症の流行により淘汰されて，集団の性質に変容をもたらす．感染症は比較的強い進化の選択圧となる．ある集団に新たな疾患が流行すると，その病原体に感受性のある（その病原体に対して脆弱な）宿主が淘汰され，集団の性質が変化する．COVID-19で言えば高齢者，肥満者[11]（およびそれから派生する生活習慣病患者），男性に有意に重症化率が高いことは流行早期から知られていた．肥満者の呼吸器ウイルス感染症の重症化はCOVID-19のみではなく，例えばインフルエンザパンデミック2009のときにも示されている[12]．COVID-19の死亡率は欧米人で高くアジア人には総じて低く，特に日本人では非常に低いものであった（https://coronavirus.jhu.edu）．アジア人，特に日本人は世界で最も痩せている（BMIが最も小さい）集団で，このため日本人ではこのウイルスの感受性が低いことが考えられる．日本人と比較すると欧米人は体重が重く，乾癬や化膿性汗腺炎，クローン病などの炎症性疾患の頻度が高いのに対し，結核やハンセン病などの感染症が少ない．Th17系の免疫は細菌や真菌に対する免疫を担うが，これが非常に強い反応を生じる集団ではCOVID-19が重症化しやすい可能性が推測される．

ウイルスと皮膚

1．ウイルス性皮膚疾患とは

ウイルス性皮膚疾患と呼ばれる疾患群は，ウイルスが関与する様々な病態が含まれている．ウイルス感染症が皮膚に症候を生じる場合，表1に示すようないくつかの機序がある．第一群は全身感染症の一部として皮膚症状がみられるもので，局所の反応はウイルスによる細胞変性効果ではなく，宿主の抗ウイルス免疫による反応性の変化を観察していると言える．このような全身反応のほとんどは初感染で生じるが，再感染は稀なので一度だけ生じる．第二の群は表皮細胞そのものに病変をきたすもので，ウイルスが表皮細胞に感染してその変性効果が病変としてみられるものであ

表 1. ウイルス性皮膚疾患の作用機序からみた分類

群	病態	感染症	主な検出方法
1	初感染像が皮膚病変の中心である場合	麻疹*，風疹，伝染性紅斑，突発性発疹，伝染性単核球症，ジアノッティ病・症候群，水痘，手足口病	血清ウイルス抗体価
2	ウイルスの細胞変性効果が皮膚病変である場合	ヘルペス，水痘，帯状疱疹，手足口病，尋常性疣贅，伝染性軟属腫	ウイルス抗原検査 ウイルスゲノム検査 塗抹細胞診・病理組織検査
3	ウイルス感染による持続感染や腫瘍化が病態の中心である場合	EB ウイルス感染による種痘様水疱症・蚊刺過敏症	血液学的検査，血清ウイルス抗体価，ウイルスゲノム検査
		HHV8 によるカポジ肉腫	病理組織検査，病理組織上での抗原検査

＊麻疹ウイルスは皮膚にも証明されるが，一般的な方法では検出できない

表 2. 皮膚症状を呈するウイルスの一覧

ウイルス英名	ウイルス和名	略称	ゲノムの性質	ゲノムのサイズ	感染経路	疾患名	主な検出方法	合併症・特徴	皮膚症状の病型
herpes simplex virus	単純ヘルペスウイルス	HSV	二本鎖 DNA	～150 kb	粘膜の接触	単純ヘルペス・カポジ水痘様発疹症	塗抹ウイルス抗原検査，迅速抗原検査，ウイルスゲノム検査	稀な合併症として単純ヘルペス脳炎	1
varicella zoster virus	水痘・帯状疱疹ウイルス	VZV	二本鎖 DNA	～150 kb	空気	水痘・帯状疱疹	塗抹ウイルス抗原検査，迅速抗原検査，ウイルスゲノム検査	稀な合併症として髄膜炎，脳炎	1
cytomegalovirus	サイトメガロウイルス	CMV	二本鎖 DNA	～150 kb	粘膜の接触	サイトメガロ潰瘍	病理組織検査，病理組織でのウイルス抗原検査	免疫不全者にのみ生じる	1
human herpesvirus 6B	ヒトヘルペスウイルス 6B	HHV6B	二本鎖 DNA	～150 kb	粘膜の接触	突発性発疹	PCR によるウイルス DNA 検出，IgM 抗体価	乳児期の発熱	2
Epstein Barr virus	エプシュタイン＝バーウイルス	EBV	二本鎖 DNA	～150 kb	粘膜の接触	伝染性単核球症	末梢血液像，ウイルス抗体価	ペニシリン疹	2
						種痘様水疱症	病理組織像，病理組織におけるウイルス RNA 検出（EBER）	宿主の素因による稀な疾患	3
Human herpesvirus 8	ヒトヘルペスウイルス 8	HHV8	二本鎖 DNA	～150 kb	粘膜の接触	カポジ肉腫	病理組織像，病理組織でのウイルス抗原，PCR によるウイルス DNA 検出		3
Variola virus	天然痘ウイルス		二本鎖 DNA		飛沫・接触	天然痘	－	ワクチンにより既に根絶	1
Molluscum contagiosa virus	伝染性軟属腫ウイルス	MCV	二本鎖 DNA		皮膚の接触	伝染性軟属腫（水いぼ）			1
Measles virus	麻疹ウイルス		マイナス鎖一本鎖 RNA	15 kb	空気	麻疹（はしか）	IgM 抗体価, PCR によるウイルス RNA 検出	ワクチンにより根絶間近	2
Rubella virus	風疹ウイルス		マイナス鎖一本鎖 RNA	10 kb	飛沫	風疹（三日ばしか）	IgM 抗体価, PCR によるウイルス RNA 検出	先天性風疹症候群	2
Coxsackievirus (Enterovirus)	コクサッキーウイルス	CoxA, CoxB	＋鎖一本鎖 RNA	7.5 kb	飛沫・糞口	手足口病・ヘルパンギーナ	病理組織像，PCR によるウイルス RNA 検出，抗体価	小児に流行	1
Erythroparvovirus	エリスロパルボウイルス B19	B19	一本鎖 DNA	5.6 kb	飛沫	伝染性紅斑（りんご病）・胎児水腫	血清抗体価	小児に流行	1

る．第三群はウイルス感染が特殊な病態を誘発するもので持続感染や癌化などで，多くは免疫不全が背景にあり，特殊な宿主に生じるものである．

第一群では病変局所の皮膚にウイルスは証明されにくく，主に抗体検査により感染症の診断をする．一方，第二群の疾患では表皮細胞にウイルスを検出することが可能で，生検などの形態学的検査および免疫組織化学，水疱内容や抽出物からのウイルス抗原の検出あるいはウイルスの核酸の検出によって診断を確定することができる．これらのウイルスに系統的な関連はなく，それぞれ異なる祖先から進化してきてヒトと共存していると考えられる．

2．表皮に感染するウイルスとその種類

皮膚に主に症状を示すウイルス群を表2に示す．周知の通り，重層扁平上皮である皮膚の最表面は既に代謝を行っていない乾燥した細胞で覆われており，どのようなウイルスもこの角質を通して感染することはできない．一方で，角質が除去された場合には生きた角化細胞が露出し，そこから感染する機会が得られる．単純ヘルペスウイルス（HSV）の播種状の感染であるカポジ水痘様発疹症は，アトピー性皮膚炎やダリエ病，ヘイリーヘイリー病など角層のバリア機能に問題がある基礎疾患を持つ患者に発症する．感染は細胞融解性で水疱やびらんを形成する．帯状疱疹や再発性の単純ヘルペスでは，ウイルスは内因性で末梢神経の終末から表皮に感染するので，硬くて丈夫な角層が残っていることで緊満性の水疱が形成される．

一方，ヒトパピローマウイルス（HPV）は角化の機転を利用して増殖し，細胞融解性は示さず，角化の過程を利用して増殖し，表皮自体も過形成となる．疣状に増殖した表皮の末端から完成粒子を排出し次の感染をうかがう．

最後に

ウイルス感染症とヒト集団のかかわり合い，および皮膚に症状を呈するウイルス感染症について概説した．

文　献

1) 今福信一：ウイルス感染症（第3部）　ウイルスとヒトの病気．西日本皮膚科，**78**：660-666, 2016.
2) Swiecki M, Colonna M：The multifaceted biology of plasmacytoid dendritic cells. *Nat Rev Immunol*, **15**：471-485, 2015.
3) 今福信一：ウイルス感染症（第2部）　ウイルスとヒトの進化．西日本皮膚科，**78**：528-534, 2016.
4) 白戸憲也：【SARS-CoV-2】コロナウイルス感染の基礎と SARS-CoV-2．ウイルス，**70**：155-166, 2020.
5) 飯田　俊，鈴木忠樹：【SARS-CoV-2】COVID-19 の病態・免疫．ウイルス，**70**：167-174, 2020.
6) Kridin K, Schonmann Y, Solomon A, et al：Risk of COVID-19 Infection, Hospitalization, and Mortality in Patients with Psoriasis Treated by Interleukin-17 Inhibitors. *J Dermatolog Treat*, **24**：1-28, 2021.
7) Benhadou F, Del Marmol V：Improvement of SARS-CoV-2 symptoms following Guselkumab injection in a psoriatic patient. *J Eur Acad Dermatol Venereol*, **34**：e363-e364, 2020.
8) Ward M, Gooderham M：Asymptomatic SARS-CoV2 infection in a patient receiving risankizumab, an inhibitor of interleukin 23. *JAAD Case Rep*, **7**：60-61, 2021.
9) Kalil AC, Patterson TF, Mehta AK, et al：Baricitinib plus Remdesivir for Hospitalized Adults with Covid-19. *N Engl J Med*, **384**：795-807, 2021.
10) Hermine O, Mariette X, Tharaux PL, et al：Effect of Tocilizumab vs Usual Care in Adults Hospitalized With COVID-19 and Moderate or Severe Pneumonia：A Randomized Clinical Trial. *JAMA Intern Med*, **181**：32-40, 2021.
11) Stefan N, Birkenfeld AL, Schulze MB, et al：Obesity and impaired metabolic health in patients with COVID-19. *Nat Rev Endocrinol*, **16**：341-342, 2020.
12) Morgan OW, Bramley A, Fowlkes A, et al：Morbid obesity as a risk factor for hospitalization and death due to 2009 pandemic influenza A（H1N1）disease. *PLoS One*, **5**：e9694, 2010.

MB Derma, 322：9-17, 2022.

◆特集／コロナ禍の皮膚科日常診療

ワクチンとは何か？―皮膚科的副反応について―

渡辺大輔*

Key words：ワクチン（vaccine），副反応（adverse reactions），有害事象（adverse events），帯状疱疹ワクチン（herpes zoster vaccine），VPD

Abstract　ワクチンは，感染症の予防に用いる医薬品の総称であり，病原体から作られた無毒化あるいは弱毒化された抗原そのもの，病原体を基にデザインされたmRNAやDNAの遺伝子配列を化学合成したもの，または遺伝子組み換え技術によって大量発現されたタンパク質など，疾患に対する免疫力を高めて予防あるいは治療する目的で生産されたあらゆる生物製剤に対して用いられる．ワクチンは生ワクチンと不活化ワクチンに大別される．ワクチンの副反応としての皮膚症状には，主として免疫学的機序による局所反応が多いが，ときに全身症状や，免疫学的疾患を起こすものがあり，注意が必要である．帯状疱疹に対するワクチンには生ワクチン，サブユニットワクチンの2種類があり，今後，使い分けなども含め，我が国でも高齢者ワクチンの1つとして帯状疱疹ワクチンの定期接種化に向けての議論が深まっていくことが期待される．

はじめに

コロナパンデミックの渦中にいる今，我々医療者だけでなく一般の方々にもワクチンに対する関心が高まっている．一方，我々皮膚科医は，今までワクチンを積極的に扱ってきておらず，患者に尋ねられてもなかなか答えられなかった質問もあると思う．本稿ではワクチンとは何かについて説明し，副反応としての皮膚症状，また我々にとって最も身近であると思われる帯状疱疹ワクチンについて解説したい．

ワクチンの定義

「ワクチン」の語源はラテン語の *Variolae vaccinae*（牛痘）である．これは，1798年にエドワード・ジェンナーが牛痘を人間に接種することによって天然痘を予防できると実証したことに由来している．ワクチンは，感染症の予防に用いる医薬品の

総称であり，病原体から作られた無毒化あるいは弱毒化された抗原そのもの，病原体を基にデザインされたmRNAやDNAの遺伝子配列を化学合成したもの，または遺伝子組み換え技術によって大量発現されたタンパク質など，疾患に対する免疫力を高めて予防（予防ワクチン）あるいは治療（治療ワクチン）する目的で生産されたあらゆる生物製剤に対して用いられる．ワクチンは，皮下，皮内，筋肉内，経鼻，経口から接種，投与される．

ワクチンの歴史

天然痘に一度罹患した人間が免疫を獲得し，以後二度と感染しないことは古くから知られていた．アジアでは古くから乾燥させて弱毒化した天然痘の痂皮を粉砕し吸引し，軽度の天然痘に感染させ免疫を得る方法が行われており，18世紀にはイギリスからヨーロッパへと広がったが，死亡者も発生（死亡率1〜2％，自然感染では30％）するため，安全なものとは言いがたかった．一方，18世紀後半に，牛痘に感染した人は天然痘の免疫を獲

* Daisuke WATANABE，〒480-1195 長久手市岩作雁又1-1　愛知医科大学皮膚科，教授

得し，罹患しなくなるか軽症になることが経験的に知られていた．これを知ったイギリスの医学者であるエドワード・ジェンナーは1796年に8歳の少年に牛痘の膿を接種し，数か月後に天然痘を接種したところ，少年は発症しなかった．これが史上初のワクチンである天然痘ワクチンとなった．ジェンナーは1798年に「牛痘の原因と効果についての研究」を刊行して種痘法を広く公表し，1800年以降徐々に種痘はヨーロッパ諸国へと広がっていくこととなった．我が国で種痘が行われるようになったのは1848年である．1980年5月WHOは天然痘の世界根絶宣言を行い，これがワクチンによる疾病制圧の最初の例となった．

　種痘が開発された後，フランスの化学者，微生物学者であるルイ・パスツールは，毒性の強い病原体を意図的に弱毒化し，それをワクチンにするという考え（減衰）を打ち出し，現在でも広く普及しているワクチンの原理や予防免疫の概念を構築した．パスツールは狂犬病や炭疽菌ワクチンを開発し，「近代細菌学の開祖」と称された．1900年代には新しいウイルスや細菌が見つかるとともに，鶏卵などを使ってワクチン株のウイルスを増殖させる製造法や細胞培養技術，また組み換えDNA技術などを使ってワクチンを作り出す技術も進歩していき，次々と新しいワクチンが開発された．2019年末から始まった新型コロナウイルス感染症（COVID-19）のパンデミックに対しては，1990年代から研究が進められていたmRNAワクチンの技術を応用して，迅速に新型コロナワクチンが開発され2020年末には認可，使用開始となり世界中で接種が広がっている[1]．

ワクチンの種類

　前述のようにワクチンは目的の病原体に対する免疫を誘導するために用いられる．大きく弱毒生ワクチンと不活化ワクチンに分類されるが，不活化ワクチンにはウイルスそのもの，タンパク，また最近ではDNAやRNAといった核酸などが用いられるようになってきた．以下に古典型ワクチン，新世代型ワクチンに分けて解説する．

1．古典型ワクチン

a）生ワクチン

　野生型のウイルスや細菌の免疫原性を保ったまま弱毒化し製剤にしたもので，弱毒生ワクチンと呼ばれる．自然感染と同じ流れで免疫ができるので，1回の接種でも十分な免疫を作ることができるが，5～10年後に追加接種したほうがよいものもある．副作用としては，軽症だが野生株の起こす疾患に似た症状がでることがある．従来は突然変異株を用いたり，培養細胞で継代することで製造していたが，近年は，遺伝子組換え技術を用いて野生株を弱毒化して生産するワクチンも数多く登場している．例として結核（BCG　牛型結核菌［*M. Bovis*］を弱毒化），麻疹，風疹，流行性耳下腺炎，水痘・帯状疱疹，ロタウイルスワクチンなどがある．

b）「狭義の」不活化ワクチン

　不活化ワクチンは培養して増殖したウイルスや細菌の病原体を加熱処理，フェノール添加，ホルマリン処理，紫外線照射などの過程を経てその病原性をなくした製剤である．外毒素をホルマリンなどで処理することにより，免疫原性を有した状態でその毒性を消失したものをトキソイドといい，不活化ワクチンに含まれる場合もある．生ワクチンのように接種後体内で増殖することがなく安全性は高いが，生ワクチンと比較してワクチンの効果が低いため（特に細胞性免疫誘導能），複数回の接種やアジュバントを添加する必要がある．アジュバントとは，薬物による効果を高めたり補助したりする目的で併用される物質・成分の総称である．ラテン語の「adjuvare（助ける）」に由来する．不活化ワクチンの例として，インフルエンザ，日本脳炎，ポリオ，肺炎球菌，狂犬病ワクチンなどが，トキソイドの例として破傷風，ジフテリアトキソイドがある．

c）サブユニットワクチン

　サブユニット（subunit）とは，多量体タンパク質などを形成する単一のタンパク質分子を指す．

サブユニットワクチンとは遺伝子組み換え技術を用い，病原体の免疫原性が高い部分のみを合し，抗原として用いたワクチンである．免疫原性を確保するために，アジュバントを加えて製剤する場合が多い．そのため，アジュバントによる免疫反応増強により，局所，全身の副反応が問題になることがある．例としてB型肝炎，帯状疱疹ワクチンなどがある．

d）DISC（disabled infectious single cycle）ワクチン

HSVに対して開発されていたワクチンであり，ウイルス増殖のための必須遺伝子を欠損させることにより細胞内で一度だけ増殖できるようにした変異株である．そのため，病原性が低く，潜伏感染を回避できるのが特徴である．

e）VLP（ウイルス粒子様）ワクチン

ウイルスのゲノムを含まない外殻タンパク質のみを，微生物や昆虫細胞，植物で人工的に作り，単離，精製したワクチンである．投与後，抗原タンパクが細胞外から取り込まれペプチドに分解されて，主に液性免疫を誘導すると考えられている．ただし，免疫原性を上げるためにアジュバントが必要となる．例として子宮頸癌（HPV）ワクチンがある．

2．新世代型ワクチン

a）組み換えウイルスワクチン

ヒトに対して病原性のない，または弱毒性のウイルスベクターに抗原タンパク質の遺伝子を組み込んだ組み換えウイルスを投与するワクチン．特に既存のワクチンを用いたものは複数の病原体の免疫が可能となるため多価ワクチンと呼ばれる．ウイルス自体が細胞に侵入し，細胞質で抗原タンパク質を作り出すことで液性免疫と細胞性免疫の両者が誘導できるが，一般に1回目の接種でウイルスベクターに対する抗体ができるため，複数回接種は難しいと考えられている．COVID-19ワクチンとして実用化された．

b）DNAワクチン

抗原タンパク質の塩基配列を作る情報を持ったプラスミドDNAのワクチンである．基本的にはプラスミド単体で投与するため，投与後はそれ自体がアジュバントとして自然免疫を誘導する．核内でmRNAに転写され細胞質内で抗原タンパク質を作ることで，液性免疫だけでなく，細胞性免疫も引き起こすと考えられているが，mRNAワクチンに比べ，抗原タンパク質の発現には，転写と翻訳の2段階が必要となる．また，プラスミドDNAが遺伝子導入される危険性がある．COVID-19などに対する開発が進められている．

c）mRNAワクチン

抗原タンパク質の塩基配列を作る情報を持ったmRNAをワクチンとして使用するものである．生体内で分解されないようにするため，また血液に含まれるマクロファージや好中球などによりウイルスを排除する自然免疫が過剰に誘導されるのを抑えるため，脂質ナノ粒子（LNP）などに封入して投与する．投与後，細胞質内でmRNAが抗原タンパク質に翻訳されて免疫が誘導されるため，液性免疫だけでなく細胞性免疫も引き起こすと考えられている．LNP，mRNAによる過剰な免疫誘導，また不安定なため厳格な温度管理が必要となる．COVID-19ワクチンとして実用化された．

ワクチンの役割とVPD

ワクチン接種の目的は接種者の感染，発症の阻止，もしくは軽症化であることはもちろんである．しかし，ワクチンの役割はそれだけではない．接種することで，周囲の人への感染の伝播を防止することができる．そして接種者が増加することで世界中の人々を感染症から防御することが可能となる（集団免疫）．ワクチンで防御可能な疾患を総称してvaccine preventable disease（VPD）という．

定期接種と任意接種

我が国で接種できるワクチンには，法律（予防接種法）に基づいて市区町村が主体となって実施する「定期接種」と，希望者が各自で受ける「任意

ワクチン		種類	乳児期										幼児期							学童期／思春期				
			生直後	6週	2か月	3か月	4か月	5か月	6か月	7か月	8か月	9〜11か月	12〜15か月	16〜17か月	18〜23か月	2歳	3歳	4歳	5歳	6歳	7歳	8歳	9歳	10歳以上
インフルエンザ菌b型（ヒブ）		不活化			①	②	③						④（注1）											
肺炎球菌（PCV13）		不活化			①	②	③						④											(注2)
B型肝炎	ユニバーサル	不活化			①	②				③														(注3)
	母子感染予防		①	②					③															
ロタウイルス	1価	生			①	②		(注4)																
	5価				①	②	③		(注5)															
4種混合（DPT-IPV）		不活化				①	②		③				④（注6）			(7.5歳まで)								
3種混合（DPT）		不活化				①	②						④（注6）			(7.5歳まで)		⑤(注7)			⑥11〜12歳(注8)			
2種混合（DT）		不活化																		11歳①12歳				
ポリオ（IPV）		不活化				①	②		③				④（注6）			(7.5歳まで)		⑤(注9)						
BCG		生					①																	
麻疹・風疹混合（MR）		生											①			②(注10)								
水痘		生											①		②					(注11)				
おたふくかぜ		生											①			②(注12)								
日本脳炎		不活化													①②	(7.5歳まで)			④9〜12歳					
インフルエンザ		不活化											毎年（10、11月などに）①②											13歳より①
ヒトパピローマウイルス（HPV）		不活化																	(注13)	小6	中1①②③(注14)			中2〜高1

■ 定期接種の推奨期間	□ 定期接種の接種可能な期間	■ 任意接種の推奨期間	□ 任意接種の接種可能な期間	■ 添付文書には記載されていないが小児科学会として推奨する期間	□ 健康保険での接種時期

接種」がある．接種費用は，定期接種は公費だが，（一部で自己負担あり），任意接種は基本的に自己負担となる．表1に日本小児科学会の推奨する予防接種スケジュールについて示す．

1．定期接種

国や自治体が接種を強く勧奨しているワクチンである法律に基づいて定められた年齢で，定められた期間に接種すれば無料で行える．

2．任意接種

接種するかどうかは接種する側の判断(乳幼児なら保護者)に任されているが，決して受けなくてよいというものではない．任意接種は有料で，疾患に対する治療でないため健康保険が適用されず原則自己負担である．しかし，地域自治体によっては公費で補助している場合もある．

ワクチンの投与間隔

従来，ワクチンの接種間隔は生ワクチン(経口，注射)接種後は 27 日間，不活化ワクチン接種後は 6 日間の間隔をおかなければ次のワクチンの接種を受けることはできなかった．しかし，海外の状況やエビデンスを検討した結果，注射生ワクチン同士を接種する場合以外のワクチンの接種間隔規定を撤廃することが了承され，日本独自のルールが撤廃されることとなった．具体的には令和2(2020)年10月1日から，異なるワクチンの接種間隔について，注射生ワクチン同士を接種する場合は27日以上あける制限は維持しつつ，その他のワクチンの組み合わせについては，一律の日数制限は設けないこととなった(図1)．

ワクチンの副反応と有害事象

一般に医薬品によって引き起こされる，患者にとって不都合で有害な事象が起こった場合，「副作用」という用語が使用される．一方，ワクチンの場合は接種による免疫賦活化に伴う免疫誘導作用

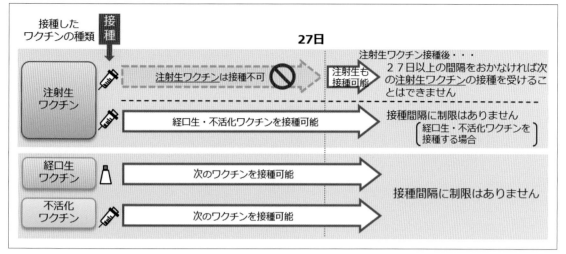

図 1. 令和2(2020)年10月1日からの「異なる種類のワクチンを接種する際の接種間隔のルール」
(https://www.mhlw.go.jp/stf/seisakunitsuite/bunya/kenkou_iryou/kenkou/kekkaku-kansenshou03/
rota_index_00003.html より)

以外の局所，全身性の反応を医薬による副作用とは分けて，「副反応」と呼ぶ，それに対して「有害事象」とは，因果関係の有無を問わずワクチン接種後に生じたあらゆる好ましくない出来事を総称したものであり，ワクチン接種との因果関係が明らかなもの，不明なもの，偶然の事象などがすべて含まれている．副反応の発症要因としては，ワクチン製剤そのものに関連した反応以外に，ワクチン製剤の品質の問題に関連した反応，誤接種による反応，ワクチンに対する恐怖心による反応なども含まれる．

ワクチンの副反応としての皮膚症状

ワクチンの副反応としての皮膚症状には，主として免疫学的機序による局所反応が多いが，ときに全身症状や，免疫学的疾患を起こすものがあり，注意が必要である(表2)[2]．皮膚症状を呈する副反応について代表的なものを以下に述べる．

1．共通の副反応

a）局所の発赤，腫脹，硬結

皮下，筋肉内に接種するワクチンでは，共通の局所反応として局所の発赤，腫脹，硬結がある．頻度は極めて高いため，事前に説明する必要がある．24時間以内に出現し，発赤や腫脹は3〜4日で消失することが多い．硬結は徐々に軽快するが，1か月後も残存することもある．原則として

治療は必要ないが，接種に伴う皮下膿瘍との鑑別が必要な場合がある．発熱などの全身症状を伴うことがある．

b）弱毒生ワクチンによる疾患誘発

ムンプス，水痘，麻疹，BCGなどの生ワクチンでは，接種数週間後に原疾患に類似した症状をきたすことがある．特に原発性免疫不全患者には注意が必要である．

c）添加物によるアレルギー反応

ワクチンにはタンパク質(抗原)の凝集や損傷を防ぐための安定剤(タンパク・アミノ酸，糖，ゼラチン，ポリエチレングリコールなど)，ワクチン(特に不活化行程を経ない生ワクチン)自体の保存性を高めるための保存剤(抗菌剤，チメロサール，フェノキシエタノール，ホルマリンなど)，pHの変化による抗原の変性を防具ための緩衝剤，アジュバントなどが含まれているが，これらの物質もしくは交差反応する物質に対するアレルギーを持つ被接種者に，アナフィラキシーや遅延型アレルギーが起きることがある．過去のワクチン接種での既往や，接種前のアレルギー歴の聴取が重要となる．

2．ワクチン特異的な副反応

a）四種混合ワクチン接種後の上腕の腫脹

接種部位を中心に上腕全体，ときに前腕にまで及ぶ高度の発赤・腫脹をきたすことがある．2日

表 2. ワクチンによる副反応としての皮膚症状（文献 2 より引用改変）

反応の種類	関係するワクチン
即時型アレルギー	B 型肝炎，インフルエンザ，MMR，破傷風トキソイド，水痘，黄熱病，帯状疱疹
血清病様反応	B 型肝炎，インフルエンザ，肺炎球菌，狂犬病，破傷風
SJS，TEN	インフルエンザ，MMR，狂犬病，天然痘
多形紅斑	二種混合，三種混合，Hib，B 型肝炎，HPV，インフルエンザ，MMR，髄膜炎菌，ポリオ，天然痘，水痘
ギラン・バレー症候群	インフルエンザ，ポリオ，狂犬病，破傷風トキソイド
免疫不全者での疾患発症，遷延化	BCG，MMR，ポリオ，経口腸チフス，ロタウイルス，天然痘，水痘，黄熱病
AGEP	DPT，インフルエンザ，MMR，肺炎球菌
結節性紅斑	BCG，B 型肝炎，HPV，狂犬病，腸チフス
環状肉芽腫	BCG，二種混合，B 型肝炎
水疱性類天疱瘡	B 型肝炎，二種混合，三種混合，インフルエンザ，MMR，髄膜炎菌，肺炎球菌，天然痘
Sweet 症候群	BCG，インフルエンザ，肺炎球菌
Gianotti-Crosti 症候群	DPT，A 型肝炎，B 型肝炎，インフルエンザ，日本脳炎，MMR
苔癬様反応	BCG，B 型肝炎，HPV，インフルエンザ，肺炎球菌，黄熱病
DLE	B 型肝炎，インフルエンザ
SLE	BCG

後がピークであり，原則として後遺症をきたすことはない．処置としては抗ヒスタミン薬内服，冷却や副腎皮質ステロイド外用剤塗布など局所の保存的な加療を行う．

b）BCG ワクチンのコッホ現象

結核感染者における，BCG 接種後早期（10 日以内）の強い局所反応（発赤・腫脹・針痕部位の化膿）を指す．2〜4 週間で軽快，瘢痕化し治癒する．対応としては，局所の清潔や結核感染についての精査・加療である．また，市町村長にコッホ現象事例報告書を届出する必要がある．

予防接種健康被害救済制度について

予防接種法第 15 条では，「市町村長は，当該市町村の区域内に居住する間に定期の予防接種又は臨時の予防接種を受けた者が，疾病にかかり，障害の状態となり，又は死亡した場合において，当該疾病，障害又は死亡が当該予防接種を受けたことによるものであると厚生労働大臣が認定したときは，次条及び第 17 条に定めるところにより，給付を行う．」と書かれている．認定については，疾病・障害認定審査会により審査される．

帯状疱疹ワクチンについて

1．帯状疱疹生ワクチンとその問題点

水痘生ワクチンを高齢者に接種すると，VZV 特異的細胞性免疫が増強することが知られており，このワクチン接種による細胞性免疫増強効果が帯状疱疹発症阻止に働くことが考えられる．2005 年に発表された，米国での 60 歳以上の約 4 万名を対象とした大規模な無作為化二重盲検プラセボ対照試験では，帯状疱疹ワクチン接種後平均 3.12 年の追跡期間中，帯状疱疹発症頻度はワクチン群がプラセボ群に比して 51.3％減少，PHN は 66.5％減少，重症度も 61.3％減少したことが示された[3]．ワクチンの副反応は接種部の局所反応が主体で，重篤なものはみられなかった．また，その後のサブ解析で，60 歳代接種群のほうが 70 歳以上接種群に比べワクチン効果が高いことが明らかとなった．米国では 2006 年 5 月より免疫能正常な 60 歳以上を対象として帯状疱疹ワクチン（ZOSTAVAX®：本邦未承認）の接種が推奨されていたが，2011 年 3 月からはその年齢が 50 歳以上に引き下げられている．我が国では，乾燥弱毒生水痘ワクチン「ビケン」は，ZOSTAVAX® と本質的に

表 **3**. 2つの帯状疱疹ワクチン

○生ワクチン
　○用法および用量：本剤を添付の溶剤（日本薬局方注射用水）0.7 mL で溶解し，通常，その 0.5 mL を 1 回皮下に注射する
　○有効性：60 歳以上で 51.3%[文献3] (n：38,546)
　○副反応発現率：58.1%[文献3] (n：3,345)
　○小児では水痘の定期接種として使用されてきた
　○免疫抑制患者は接種不適当者に該当

○サブユニットワクチン
　○用法および用量：抗原製剤を専用溶解用液全量で溶解し，通常，50 歳以上の成人に 0.5 mL を 2 か月間隔で 2 回，筋肉内に接種する
　○有効性：50 歳以上で 97.2%[文献7] (n：15,411)，70 歳以上で 91.3%[文献8] (n：29,305)
　○副反応発現率：局所性副反応発現率　80.8%，全身性（注射部位以外）副反応発現率 64.8%[文献7] (n：4,876)
　○疼痛等の副反応の頻度が高く，程度の強いケースもあるので，被接種者への事前の説明が重要
　○免疫抑制患者は接種要注意者に該当

同じワクチンであることに基づき，帯状疱疹に対する予防効果は医学薬学上公知であるとして，「50 歳以上の者に対する帯状疱疹予防」の効能追加が 2016 年 3 月に認められた．

一方，臨床治験後の長期追跡調査により，ZOS-TAVAX® のワクチン効果は 8 年，疾病負荷に対する効果は 10 年で統計学的に有意な効果が消失することが判明している[4]．また生ワクチンのため，妊婦，非寛解状態の血液がん患者，造血幹細胞移植後，固形がんで 3 か月以内に化学療法施行の患者，免疫抑制療法施行中の患者や HIV 患者など帯状疱疹発症リスクが高いと思われる患者には禁忌であることが問題点として挙げられる

2．不活化ワクチン（乾燥組み換え帯状疱疹ワクチン（チャイニーズハムスター卵巣細胞由来）：シングリックス® 筋注用）について

a）シングリックスの特徴

シングリックスは，抗原として遺伝子組み換え技術で作製した VZV の糖タンパク E（VZV gE）とアジュバント $AS01_B$ とから構成されるサブユニットワクチンである．抗原として用いられている VZV gE は，ウイルス感染細胞の表面に豊富に存在している糖タンパクであり，ウイルス感染時に重要な役割を果たし，宿主免疫応答のよい標的となる．$AS01_B$ は TLR4 作動薬である monophosphoryl lipid A（MPL）とサポニン構成要素である QS21（植物抽出物）にリポソームが配合されたアジュバントであり，強い液性，細胞性免疫誘導能を持つことが知られている．シングリックスは第

Ⅰ，Ⅱ相試験で，日本人を含む健常人，HIV 患者など免疫抑制患者での安全性と[5]，また高齢者において少なくとも 3 年間の強い免疫誘導能が確認されている[6]．

b）シングリックスの臨床成績

シングリックスの第Ⅲ相試験は，国際共同プラセボ対照研究として日本を含むアジア，アメリカ，ヨーロッパ 18 か国の 50 歳以上の健常人（帯状疱疹の既往もしくはワクチン接種歴のあるものは除外）15,411 人を対象に行われた（ZOE-50）[7]．平均 3.2 年間の観察期間中，ワクチンによる帯状疱疹発症阻止効果は 97.2% と高いものであった．また年齢による効果の差もみられなかった．また，平行して行われた 70 歳以上の健常人での同じプロトコール試験（ZOE-70）においても帯状疱疹発症阻止効果は 89.8% であった[8]．2 つの試験の 70 歳以上の被験者のプール解析（70 歳以上，計 16,596 例）をしたところ，帯状疱疹に対するワクチン有効率は 91.3%，帯状疱疹後神経痛への有効率は 88.8% であり，PHN に対する高い有効性も証明された[8]．追跡 4 年目の有効性は 93.1% であり，帯状疱疹発症予防効果が維持されていた．また，その後に行われている長期試験で，ワクチン接種 8 年後の予防効果は 84.0% 以上に保たれていることがわかっている[9]．

c）シングリックスの安全性と副反応

シングリックスの第Ⅲ相試験では，主な局所性（注射部位）副反応は，疼痛 78.0%，発赤 38.1%，腫脹 25.9% であり，これらの症状の持続期間の中

表 4. 国内における公費助成の状況(2021 年 10 月時点)全国 13 自治体

自治体名	対象年齢	公費助成				助成政策の開始時期
		自己負担額(円)		助成額(円)		
		生ワクチン	不活化ワクチン	生ワクチン	不活化ワクチン	
北海道幌延町	65 歳以上	1,000/回	(検討中)			2018 年 4 月
秋田県能代市	65 歳以上			4,000(1 人 1 回のみ)		2020 年 7 月開始 (2021 年 6 月:不活化ワクチン追加)
秋田県三種町	65 歳以上			4,000(1 人 1 回のみ)		2021 年 4 月
秋田県八峰町	65 歳以上			4,000(1 人 1 回のみ)		
秋田県藤里町	65 歳以上			4,000(1 人 1 回のみ)		
東京都文京区	65 歳以上	4,000/回	(検討中)			2019 年 10 月
愛知県刈谷市	50 歳以上			3,000(1 人 1 回のみ)		2021 年 8 月
愛知県名古屋市	50 歳以上	4,200/回	10,800/回			2020 年 3 月
岐阜県輪之内町	50 歳以上			4,000(1 人 1 回のみ)		2021 年 4 月
富山県上市町	50 歳以上			5,000/回		2021 年度中
兵庫県佐用町	50 歳以上	4,000/回	10,000/回			2021 年 4 月
大分県国東市	50 歳以上			5,000(1 人 1 回のみ)		2019 年 9 月開始 (2020 年 1 月:不活化ワクチン追加)
鹿児島県十島村	50 歳以上			5,000/回	—	2020 年 7 月開始〜 2024 年 8 月 31 日まで

※不活化ワクチンの発売は 2020 年 1 月
※生ワクチンは皮下注射(1 回),不活化ワクチンは筋肉注射(2 回)

央値は 3.0 日であった.主な全身性(注射部位以外)副反応は,筋肉痛 40.0%,疲労 38.9%,頭痛 32.6%であった[7].また,死亡を含む重篤な副反応の発現率は,プラセボ群と差がなかった.日本人集団サブ解析においても副反応プロファイルは国際共同臨床試験のものと同様の傾向を示した[10].

d)2 つのワクチンをどう使うか?

表 3 に 2 つの帯状疱疹ワクチンの特徴についてまとめた.シングリックスの最大の特徴は,生ワクチンでないため免疫抑制患者に対しても接種可能なことである.シングリックスは,アメリカ,カナダではすでに使用されているが,アメリカ予防接種諮問委員会(ACIP)では,ⅰ)免疫能を有する 50 歳以上の成人を対象とした帯状疱疹および関連合併症の予防に,帯状疱疹サブユニットワクチンの接種を推奨する.ⅱ)免疫能を有し,帯状疱疹生ワクチン接種歴がある成人を対象とした帯状疱疹および関連合併症の予防に,帯状疱疹サブユニットワクチンの接種を推奨する.ⅲ)帯状疱疹および関連合併症の予防には,帯状疱疹生ワクチンよりも帯状疱疹サブユニットワクチンが望ましい,とサブユニットワクチンの接種が推奨されて

いる[11]．我が国でもシングリックスは2018年3月に承認され2020年1月に販売開始となった．最近，帯状疱疹ワクチンを公費助成する自治体が徐々に増加してきている（表4）．今後，生ワクチンとサブユニットワクチンの使い分けなども含め，我が国でも高齢者ワクチンの1つとして帯状疱疹ワクチンの定期接種化に向けての議論が深まっていくことが期待される．

文　献

1) The history of vaccines.〔https://www.historyof vaccines.org/timeline/all〕
2) Stone CA Jr, Rukasin CRF, Beachkofsky TM, et al：Immune-mediated adverse reactions to vaccines. *Br J Clin Pharmacol*, **85**：2694-2706, 2019.
3) Oxman MN, Levin MJ, Johnson GR, et al：A vaccine to prevent herpes zoster and postherpetic neuralgia in older adults. *N Engl J Med*, **352**：2271-2284, 2005.
4) Tseng HF, Harpaz R, Luo Y, et al：Declining Effectiveness of Herpes Zoster Vaccine in Adults ≥60 Years. *J Infect Dis*, **213**：1872-1875, 2016.
5) Berkowitz EM, Moyle G, Stellbrink HJ, et al：Safety and immunogenicity of an adjuvanted herpes zoster subunit candidate vaccine in HIV-infected adults：a phase 1/2a randomized, placebo-controlled study. *J Infect Dis*, **211**：1279-1287, 2015.
6) Chlibek R, Smetana J, Pauksens K, et al：Safety and immunogenicity of three different formulations of an adjuvanted varicella-zoster virus subunit candidate vaccine in older adults：a phase II, randomized, controlled study. *Vaccine*, **32**：1745-1753, 2014.
7) Lal H, Cunningham AL, Godeaux O, et al：Efficacy of an adjuvanted herpes zoster subunit vaccine in older adults. *N Engl J Med*, **372**：2087-2096, 2015.
8) Cunningham AL, Lal H, Kovac M, et al：Efficacy of the Herpes Zoster Subunit Vaccine in Adults 70 Years of Age or Older. *N Engl J Med*, **375**：1019-1032, 2016.
9) Boutry C, Hastie A, Diez-Domingo J, et al：The Adjuvanted Recombinant Zoster Vaccine Confers Long-term Protection Against Herpes Zoster：Interim Results of an Extension Study of the Pivotal Phase III Clinical Trials（ZOE-50 and ZOE-70）. *Clin Infect Dis*, 2021.〔published online ahead of print, 2021 Jul 20〕
10) 池松秀之，山下信行，小川正之ほか：新規アジュバント添加帯状疱疹サブユニットワクチンの日本人における50歳以上及び70歳以上の有効性，安全性及び免疫原性．感染症誌，**92**：103-114, 2018.
11) Dooling KL, Guo A, Patel M, et al：Recommendations of the Advisory Committee on Immunization Practices for Use of Herpes Zoster Vaccines. *MMWR Morb Mortal Wkly Rep*, **67**：103-108, 2018.

図解 こどもの あざ と できもの

診断力を身につける

好評

編集 順天堂大学浦安病院形成外科　林　礼人
赤坂虎の門クリニック皮膚科　大原國章

2020年8月発行　B5判　138頁　定価6,160円（本体5,600円+税）

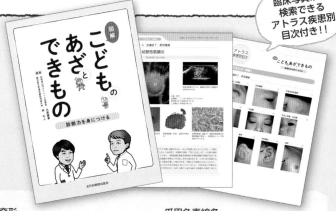

臨床写真から
検索できる
アトラス疾患別
目次付き!!

"こども" の診療に携わる すべての方に送る!

皮膚腫瘍外科をリードしてきた編者が
経験してきた 64 疾患 520 枚臨床写真と
できもの（腫瘍）とあざ（母斑）の知識を
ぎゅっと凝縮しました!!

CONTENTS

◀◀◀◀ 弊社紹介
ページはこちら

全日本病院出版会　〒113-0033 東京都文京区本郷 3-16-4　Tel：03-5689-5989
www.zenniti.com　Fax：03-5689-8030

MB Derma, **322**：19-23，2022.

◆特集／コロナ禍の皮膚科日常診療
病院診療における感染対策の実際

加藤裕史*

Key words：COVID-19，PCR，感染対策(infection control)，集中治療(intensive care)，医学教育(medical education)，悪性黒色腫(malignant melanoma)

Abstract COVID-19感染症の蔓延は我々の生活に大きな影響を及ぼした．特に予防接種や感染患者の受け入れなどを行う医療機関においては以前と比較して大きな変革があった．この稿ではCOVID-19感染症に対する大学病院での感染対策の具体的な内容から，大学医学部での学生教育や皮膚科診療への影響について解説を行う．なお，本稿で扱う内容はあくまで筆者が属する大学病院一事例の対策である．医療機関によって人員や医療資源には大きな差異があり，それぞれの医療機関ごとの状況に応じて適切な対応をご検討いただくことを望む．

はじめに

COVID-19感染症は2019年，中国武漢に端を発し，世界各地へ感染が拡大している．地域によっては多数の死者を出し，ロックダウン等の影響で経済的に大きな打撃を食らっている業種も存在する．

ここではCOVID-19感染症が医療，教育などに対してもたらした様々な変化と実際の病院での感染対策について紹介する．ただし，それぞれの医療機関における人員配置や医療資源に違いがあるため，あくまで一事例として参考にしていただき，医療機関ごとの状況に応じて具体的な対応を検討いただきたい．

組織の役割と構成

感染対策に関する当院での組織は医療安全，医療の質，感染対策に分かれ，感染対策部門には感染対策チームと抗菌薬適正使用支援チームが存在する．医療安全部門に医療安全管理室があり，安

全な医療の遂行とともに，医療の質の担保を行うための活動も担っている．一方，感染対策部門には感染対策室があり，院内感染対策および抗菌薬適正使用のための活動を担っている．筆者は医療安全部門と感染対策部門，特に抗菌薬適正使用支援チームに属しており，日々の診療を行っている．感染対策部門ではCOVID-19対応も行っており，病床の管理，他施設や自治体からの受け入れ要請などの調整を行い，医師と連絡をとり，対応を行っている．また併せて院内感染対策のためのPPE着用指導や設備，防護衣などのデバイス管理を担っている．

外来における感染対策

多くの病院で行っているように，当院でも病院入り口では発熱者のスクリーニングを行い，熱発がみられる患者に関しては発熱外来(別棟)での対応を行っている．発熱外来では医師が交代で診療にあたり，主にCOVID-19のスクリーニングを行っている．明らかな発熱患者はこの外来を通って一般外来を受診するが，通院中，患者の微熱などの症状については個室管理を行いつつ，外来でスクリーニング検査を行う場合もある．皮膚科で

---

* Hiroshi KATO，〒467-8601 名古屋市瑞穂区瑞穂町字川澄1　名古屋市立大学大学院医学研究科加齢・環境皮膚科学，准教授

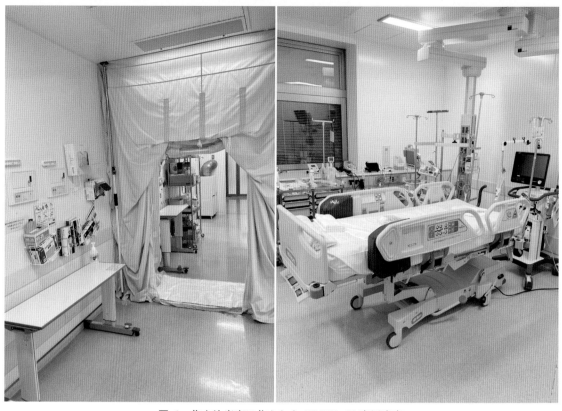

図 1. 集中治療室に作られた COVID-19 専用病床
撮影時は空床となっている．ECMO も含め，集中治療が可能な広さで，通路も含め陰圧個室となっている．

は角化型疥癬や水痘（疑い例も含む）など個室での管理が必要な患者も多く，さらに全科のなかで最も外来受診患者が多いことからも現在外来では個室が不足している状況にある．今後少なくとも数年はこのような流れが続くと考えられ，外来個室確保の重要性が示唆される．

COVID-19 による医療者側の大きな変化としては，防護衣の着用と手指消毒の徹底であると考えられる．今までも特に冬場などはマスクの着用は一般的であったが，全員が着用している状態ではなかった．またゴーグルや処置時のエプロンなどについても医師間でばらつきがみられた．しかしながら COVID-19 流行期以降は通常診察においてもゴーグル，マスクの着用が一般化し，感染対策面で大きな進歩がみられた．さらに手指消毒の使用量，使用回数も明らかな増加がみられた．この対策が定着すれば今後外来診療における感染症の減少がみられる可能性がある．

病棟における感染対策

現在，入院前スクリーニングとして，特に全身麻酔での手術予定患者や緊急入院患者では入院当日もしくは前日，COVID-19 の PCR 検査が必須となっている．このことに対しては患者からの意見を聞く限りは好意的にとらえられている．PCR 検査を行っていただくことで自分自身が COVID-19 に感染していないと安心できるし，病院内にいる方にも陽性の方がいないという安心感が得られるという意見を多く得ている．

一方，大きな問題点として挙げられるのが入院中の面会制限である．これは外からの接触をできる限り防いで院内に COVID-19 を持ち込ませないというコンセプトで多くの医療機関で行われている対策であるが，特に高齢者で長期に入院される方などでは精神的な負担が大きく，鬱傾向になる患者もみられた．これに対して一部の病棟ではオンライン面談のシステムを活用したり，精神科

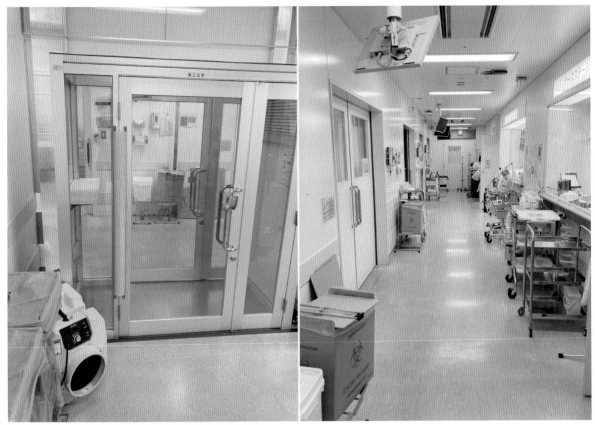

図 2. 救急病床に作られた COVID-19 専用病床
患者個室前廊下に移動する際には二重扉を通り，病室に入る際には PPE を着用する．
ガラス張りでナースステーションからは視認可能であり，会話はマイクを使用して行う．

によるカウンセリングを行うことで対応している
が，根本的な解決にはつながっていない．今後メ
タバースを利用したよりリアルなオンラインでの
面会などが発展すれば，この問題に対しては一定
の解決がみられるかも知れない．さらに入院中の
個室への要望が大幅に増加したことも付け加えて
おきたい．

　当院では軽症〜中等症の患者と重症患者，さら
には extracorporeal membrane oxygenation
(ECMO)を必要とするような最重症の患者をそ
れぞれ別の病棟に分離して診療を行っている．軽
症〜中等症の患者は一般病棟を COVID-19 専用
病床とし，主に内科医師による診療を行い，重症
患者は救急病床をコロナ病床とし，呼吸器管理な
ども可能な病床として外科系医師(皮膚科もここ
に含まれる)と救急科，麻酔科，呼吸器内科のチー
ムで診療を行う．最重症の患者では先ほどのチー
ムに加え，集中治療部スタッフが診療にあたって
いる．このように病床を分離して診療を行うこと
で，スタッフも含めた医療資源の適切な投入が可
能になると考えている．もちろん病棟を分離して
いるが，携わる職種代表者全員が集まるカンファ
レンスを毎日行うことで，情報の共有と治療方針
の決定を行っている(図1，2)．

教育面の変化

　COVID-19 の流行前は講義といえば対面講義が
当たり前であり，そのなかでディスカッションや
ワークショップなどを入れることで参加型学習の
要素を作り上げていた．また，講義のみで行う際
にも学生を指名して発言させたりすることが容易
であり，教員一人一人の講義に大きな差違はな

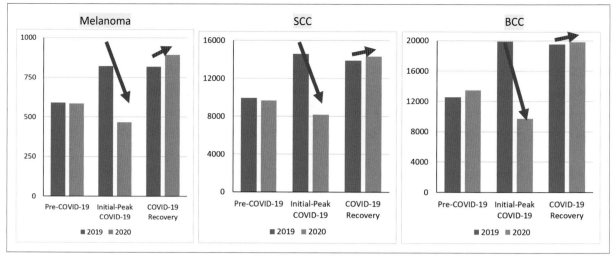

図 3. COVID-19 蔓延下での皮膚悪性腫瘍患者数の変化（文献 1 より改変）
どの悪性腫瘍も蔓延時には受診数が激減し，改善後に微増している.

表 1. COVID-19 蔓延下におけるメラノーマ薬物療法（文献 2 より改変）
それぞれの学会による推奨はやや異なるが，方向性は概ね同じである.

	European Society for Medical Oncology	National Comprehensive Cancer Network	UK-based expert consensus (Adjuvant therapy)
診断，手術	通常のガイドラインと大きく変化なし，制限なし.	In situ〜T1 の病変に関しては最大 3 か月の手術延期も考慮し，T3/T4 を優先，切除とセンチネルリンパ節生検は同時に行うことを推奨する.	
術後補助療法	免疫チェックポイント阻害薬は投与期間の長いものを選択．STAGE ⅢA に対する術後補助療法は避ける.	BRAF/MEK もしくは免疫チェックポイント阻害薬，ただしステロイドの投与が必要な状態を避ける必要あり．免疫チェックポイント阻害薬は投与期間の長いものを選択.	免疫療法を行う場合は PD-1 阻害薬単剤を選択するが，BRAF/MEK が選択可能な場合はそちらを選択する．術後補助療法は ⅢC，D に限定する.
進行期治療	文脈からは併用＞単剤，ステロイドはできるだけ避ける（必要な場合も控えめに）．発熱などがあった場合はすぐに COVID-19 の検査ができる準備.	免疫チェックポイント阻害薬を使用する場合は単剤＞併用，BRAF/MEK を使用する場合も併せてステロイドの投与が必要になるような状態を避ける.	

かった．しかしながら COVID-19 の流行によりほとんどの講義がオンライン化し，今まで通りの形式が難しくなったことで，より講義の「中身」が重視されるようになってきた．具体的には学生を引きつける，興味を持たせるような講義が行えないとオンラインで聴講している学生は通常の授業より簡単に離席や他の作業を行うようになってしまう．このことにより教員ごとの講義に大きな差が生まれてしまった.

さらに聴講している学生にも差がみられるようになってきている．筆者は大学のカリキュラム運営委員も兼任しており学生の進級判定などを行っ

ているが，学生全体の成績を確認すると，以前と比較して成績格差が大きくなっていることが目立つようになってきている．今までは多くの学生が平均点付近に集中していたが，高得点をとる学生と落第すれすれの学生がそれぞれ増加したのも大きな変化だと考えられる．我々の診療科もレクチャーを動画コンテンツで学生に配信し，実際の臨床実習では知識面のレクチャーを省き，患者を介した，より直接的な実習や，縫合実習などの実際に手を動かす実習のみを行うこととしたことで，逆に対面実習のライブ感覚の価値が向上していると思われる.

皮膚科診療への影響

COVID-19 の影響は皮膚科診療にもみられる．Marson らは COVID-19 感染と皮膚悪性腫瘍患者の受診数の変化を報告している（図3）[1]．この報告では COVID-19 の感染ピーク時には皮膚悪性腫瘍患者の受診数が大幅に減少していることがわかる．一方，ピークを過ぎて改善傾向にある時期には微増している．この報告ではこの時点までのデータが示してあるが，我々の施設でもピークを越えた 2021 年になって皮膚悪性腫瘍の進行例の受診が激増した．この原因はやはり感染における受診抑制であると考えられ，今後しばらくは皮膚悪性腫瘍症例では進行例が増加することが見込まれる．

それぞれの悪性腫瘍に携わる各国の組織は COVID-19 蔓延下におけるメラノーマ薬物療法の推奨を示している（表1）[2]．これらの指針をまとめると，より重症な患者の対応を先決とし，STAGE ⅢA などの予後が比較的良好な患者群に対しては術後補助療法をできるだけ避け，進行期症例に薬剤を投与する際にはステロイド治療が必要になるような事例をできるだけ減らすようにとの方向性が見て取れる．生物学的製剤の投与なども含め，今後まだまだこの傾向は続くことが予想され，我々皮膚科医としても十分な注意と心構えを持って診療に携わる必要があると考えられる．

文　献

1) Marson JW, Maner BS, Harding TP, et al：The magnitude of COVID-19's effect on the timely management of melanoma and nonmelanoma skin cancers. *J Am Acad Dermatol*, **84**(4)：1100-1103, 2021.
2) ÖF Elmas, Demirbaş A, Düzayak S, et al：Melanoma and COVID-19：A narrative review focused on treatment. *Dermatol Ther*, **33**(6)：e14101, 2020.

足爪治療マスターBOOK

好評

足爪
治療マスター
BOOK

Step by Step で
手技がわかる！

全日本病院出版会

編集
高山かおる　埼玉県済生会川口総合病院皮膚科 主任部長
齋藤　昌孝　慶應義塾大学医学部皮膚科 専任講師
山口　健一　爪と皮膚の診療所 形成外科・皮膚科 院長

2020 年 12 月発行　B5 判　オールカラー
232 頁　定価 6,600 円（本体 6,000 円＋税）

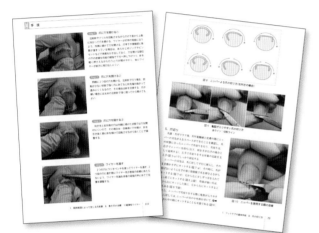

足爪の解剖から診方、手技、治療に使用する
器具までを徹底的に解説！

種類の多い巻き爪・陥入爪治療の手技は、巻
き爪：8 手技、陥入爪：7 手技を Step by
Step のコマ送り形式で詳細に解説しました。

3 名の編者が語り尽くした足爪座談会と、
「肥厚爪の削り方」の手技の解説動画も収録！

初学者・熟練者問わず、医師、看護師、介護職、
セラピスト、ネイリストなど、フットケアに
かかわるすべての方に役立つ 1 冊です！

全日本病院出版会　〒113-0033 東京都文京区本郷 3-16-4　Tel:03-5689-5989
www.zenniti.com　Fax:03-5689-8030

MB Derma, **322**：25-33，2022.

◆特集／コロナ禍の皮膚科日常診療

コロナ禍で起こったマスクトラブル

野村有子*

Key words：マスク(mask)，ニキビ(acne)，接触皮膚炎(contact dermatitis)，スキンケア(skin care)，正しいマスク着用方法(correctly wearing mask)

Abstract コロナ禍において，マスク着用は必須の時代となった．それと同時に，マスクによる皮膚トラブルは増えている．主な症状は，ヒリヒリ感やチクチク感などのマスク着用による違和感，紅斑や丘疹，瘙痒などの皮膚炎，痤瘡や毛包炎などの感染症が挙げられる．その原因として，マスク着用による蒸れ，摩擦刺激，素材による化学的刺激や物理的刺激が考えられる．

マスクトラブル対策としては，正しいマスクの着用とライフスタイルに合わせたマスク選び，さらに正しい外し方と保管方法が大切である．また，マスク着用前後のスキンケアと，マスク着用時のメイクのコツについても述べようと思う．

皮膚科医は率先して正しいマスクの着用方法を世の中に啓発し，少しでも感染症対策に役立っていかなければならないと感じている．

はじめに

コロナ禍において，マスク着用は必須の時代となった．それと同時にマスクによる皮膚トラブルは増えている．正しいマスクの着用とケアは，感染症対策にとって重要である．

マスクによるウイルス対策の大切さ

1．感染経路と対策

新型コロナウイルス(SARS-CoV-2)は，感染者(無症状病原体保有者を含む)から咳，くしゃみ，会話などの際に排出されるウイルスを含んだ飛沫・エアロゾル(飛沫よりさらに小さな水分を含んだ状態の粒子)の吸入が主な感染経路と考えられている[1]．さらにSARS-CoV-2は皮膚表面上で約9時間生存し，1.8時間程度で不活性化されるインフルエンザウイルス(IAV：PR8株)に比べ大幅に生存時間が長い[2]．したがって，吸い込まないようにすること，そして皮膚表面にウイルスが付着しないようにすることは，感染症予防の基本となる．そのためにはマスク着用は必須である．

2．マスクのJIS規格

コロナ禍において様々なマスクが販売されるようになった一方で，その性能のばらつきや素材の安全性などが問題視されるようになってきた．これまでは，マスクに対する公的な規格・基準が整備されていなかった．試験方法の標準化を図り，一定の性能要件以上のマスクを流通させる観点から，2021年にJIS(Japanese Industrial Standard：日本産業規格)が制定された[3][4]．それによると，規定された試験方法により試験を行い，捕集機能，圧力損失，安全・衛生項目等の性能要件を満たしていれば，材質，形状にかかわりなく認証番号等を表示できる．微小粒子や飛沫等の体内への侵入を防御・空気中への飛散を防止することを目的とした医療用マスクおよび一般用マスクはJIS T 9001，医療施設において感染症に罹患している

* Yuko NOMURA，〒221-0825 横浜市神奈川区反町 4-27-14 チャリオタワー 2F 野村皮膚科医院

患者に対して手術や治療または接近する医療従事者などが使用するマスクは JIS T 9002 の番号が与えられる．JIS 規格は，マスクを選ぶときの参考になると思われる．なお，1 つの問題点としては，シルクを使用している布マスクは，蛍光試験（JIS の安全・衛生試験の 1 つ）が陽性に出てしまう（シルクの性質）ため，残念ながら JIS 規格を取得することができない．

マスクトラブルの皮膚症状と原因

主な症状は，ヒリヒリ感やチクチク感などのマスク着用による違和感，紅斑や丘疹，瘙痒などの皮膚炎，痤瘡や毛包炎などの感染症が挙げられる．その原因として，マスク着用による蒸れ，マスクの摩擦刺激，マスクの素材による刺激や接触皮膚炎が考えられる．

1．マスクトラブルによる皮膚症状

a）症例報告

30 歳代，女性．尋常性痤瘡にて過酸化ベンゾイル外用，十味敗毒湯内服にて改善していたが，急遽悪化したため来院した．着用していたポリウレタンマスクの形通りに紅斑と赤色丘疹を認め（図 1-a），頬全体が脂っぽくなっていた．そこで肌側シルクのファブリックケア® マスク（図 1-b）に変更したところ，4 週間ほどで紅斑は軽減し，赤色丘疹も減少した．頬の脂っぽさも目立たなくなった（図 1-c）．

b）いろいろな皮膚症状の例

マスク紐の擦れや圧による痤瘡（図 2-a）やマスクによる紅斑（図 2-b），マスク紐の跡（図 2-c）などが認められることがある．このような例では自覚症状として，チクチクする，ムズムズする，ヒリヒリするという刺激症状や，瘙痒，痛みなどを訴えることが多い．

2．マスクトラブルの原因

a）蒸れによる

マスクを長時間着用していると，息に含まれている熱気や湿気，汗が皮膚とマスクの間に留まって蒸れてくる．そもそもマスクは，つばや飛沫なども封じ込めて拡散しないようにする．さらに外気からのウイルスや花粉などが鼻や口から入り込まないようにする．そのために気密性が高く蒸れやすくなっている．N15 マスクとサージカルマスクそれぞれを着用してトレッドミルによる負荷実験を行ったところ，サージカルマスクに比較してN15 マスク内湿度は 10％ 上昇し，温度は 1℃ 高く心拍数は 10％ 上昇したと報告[5]されている．気密性が高くなればなるほど，マスク内環境は皮膚にとって過酷なものになるといえる．

蒸れにより皮膚の角質が必要以上にふやけてはがれやすくなり，皮膚バリア機能が低下してトラブルが生じやすくなる．ふやけた角質で毛穴が詰まり，さらにマスク内温度の上昇により皮脂の分泌も活発となり，痤瘡は悪化しやすくなる．蒸れは，マスク着用に伴う皮膚障害の最大の要因といえよう．

一方，マスクをはずした瞬間，皮膚の水分は蒸散して急速に乾燥していく．乾燥して皮膚の水分量が減少すると皮膚バリア機能はさらに低下して，マスクによる刺激を受けやすくなり，トラブルが増える，という悪循環に陥ってしまう．

b）摩擦による

マスクと皮膚の摩擦によるトラブルもよくみられる．マスクがこすれて赤くなったり痒くなったりする場合がある．皮膚表面に摩擦刺激を加えると，摩擦力が増すごとに角化細胞は摩擦方向に縮んで変形する．この角化細胞のひずみは時間とともに蓄積され，角質層内に微小な間隙が形成されて皮膚バリア機能の低下を引き起こす．さらに皮膚バリア機能の低下による皮膚の脆弱化は，摩擦刺激の時間経過とともに増加することが明らかになっている[6]．

摩擦が生じる大きな原因は，マスクのサイズが大きすぎるためにずれてしまうことである．逆に小さすぎても摩擦は強くなる．さらに男性の場合，顎髭が伸びていると，話をするたびに髭とマスクがこすれてずれやすくなることがある．

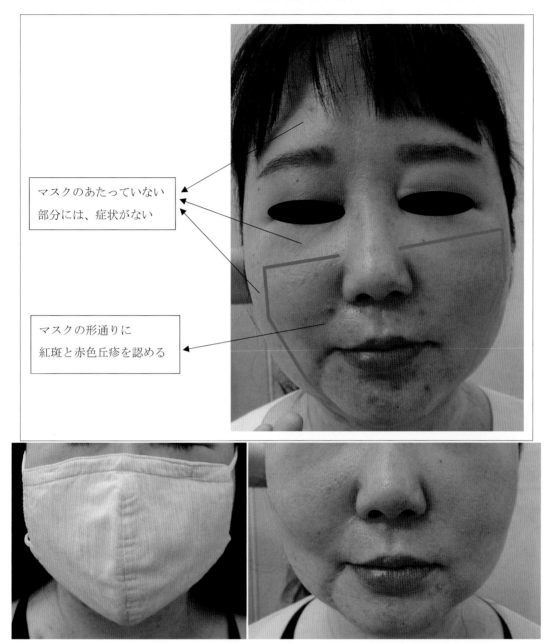

マスクのあたっていない
部分には、症状がない

マスクの形通りに
紅斑と赤色丘疹を認める

図1. 30歳代，女性
a：マスク皮膚炎とマスクニキビ
b：ポリウレタンマスクを肌側シルクのマスクに変更し，4週間後に来院した.
c：紅斑は軽減し，赤色丘疹も減少した.

a
b｜c

c）素材による

繊維素材による皮膚障害には，物理的刺激と化学的刺激によるものに分けられる[7].

（1）物理的刺激

マスクの素材が硬かったり，縫い代やマスク紐の接着部分がこすれたりすることにより，物理的刺激が生じる．また，繰り返し同じマスクを使用したり，ごしごしこすり洗いをしたマスクを使用したりすると，繊維が傷められて毛羽立ってしまうために刺激が生じやすくなる.

（2）化学的刺激

染料やその助剤，糊剤や接着剤，仕上げ剤，加

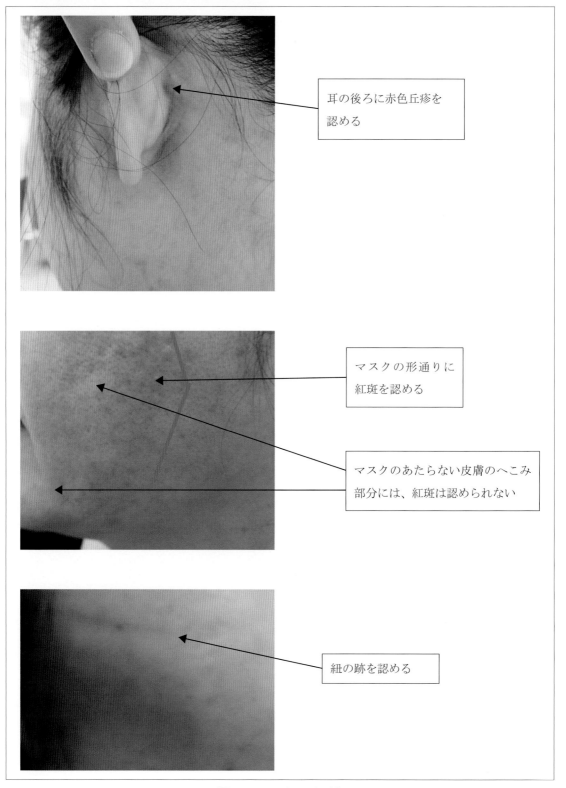

耳の後ろに赤色丘疹を
認める

マスクの形通りに
紅斑を認める

マスクのあたらない皮膚のへこみ
部分には、紅斑は認められない

紐の跡を認める

図2. マスクトラブル例
   a：痤瘡
   b：紅斑
   c：紐の跡

a
b
c

工剤等により，刺激反応や接触皮膚炎を生じることがある．不織布は，短繊維を交絡・接着・溶着などによりシート状に結合させて製造する[8]ため，接着剤や溶剤にも注意が必要となる．また，しわになりにくくするための樹脂加工（防止しわ加工）からホルムアルデヒドが遊離し，皮膚障害を生じる場合もある．特にマスク内は蒸れと密閉状態により素材の添加成分が溶け出して，刺激やアレルギー反応が生じやすくなると考えられる．衣料品による皮膚障害と同様に，スタンダードアレルゲンのパッチテストにより，防腐剤，金属，ゴム添加剤，接着剤，樹脂剤，金属などに対するアレルギー反応の有無を確認する[9]ことで，原因がつき止められる可能性がある．

d）原因はどれか

a)～c)まで，主な原因を挙げたが，いくつかの原因が組み合わさって症状が生じている例もある．まず，マスクトラブルかどうかを見極めるうえで最も大切なことは，マスクを着用している部位のみに症状が生じていること，マスクの触れていない部分にはほとんど症状がない，ということである．摩擦や物理的刺激による場合は，マスクがあたっている部位の中でも，皮膚のへこんでいる部分には症状が出にくい（図2-b）．蒸れや化学的刺激による場合は，皮膚のへこんでいる部分も含めて，マスクのあたっている部分全体（図1-a）に何らかの症状が出ていることが多い．ていねいに皮疹の分布や症状を観察することが大切である．

マスクトラブル対策

1．正しいマスクの着用方法（図3-a）

マスクを正しく装着することは，トラブル対策にとって重要である．

①マスクを顔にあててから，鼻の形に合わせて鼻からフィットさせる．その際に，プレートが入っているものは，隙間が空かないように形を整える．

②ゴム紐を耳にかける．

③鼻あてを押さえながら，顎に向かってマスク

を広げて伸ばし，顎にフィットさせる．

④頬の部分に隙間があかないように軽く押さえる．

着用した後に，ノーズフィットが鼻の形にフィットしていること，頬とマスクの間に隙間なくフィットしていること，顎までしっかり覆われていること，耳紐がきつすぎず緩すぎないことを確認する．

一方，マスクの大きさが顔に合わずにずれやすい「ずれずれマスク」や，隙間があいている「すかすかマスク」（図3-b）は，皮膚のトラブルの原因になるだけではなく，感染症対策としてしても NG である．さらに「鼻出しマスク」と「顎マスク」は誤った使用方法であるため，注意が必要である．息をしやすいように鼻を出した「鼻出しマスク」は，くしゃみなどで飛沫が拡散したり，ウイルスを鼻から吸い込むことにもなる．マスクを外さずに顎に引っ掛ける「顎マスク」は，マスクから外に出ている皮膚に付着したウイルスなどの汚れをマスク内に取り込み，再度マスクで口や鼻を覆ったときにその汚れにより感染するリスクが高まる．

2．ライフスタイルに合わせたマスクの選び方

様々な素材や形のマスクが販売されているが，マスクを選ぶときに大切なことは，どのような場面でマスクをするのかを考えて選ぶことである．

まず，人ごみの中や人と話をするときは，ウイルス対策になっているマスクを選ぶ．ウイルスの侵入をカットする高性能の繊維からなる不織布のマスクや，抗ウイルス加工を施してある生地のマスクを使用し，鼻や頬，顎に隙間ができないように着用する．

アウトドアや人とはあまり接しない場合は，柔らかくて汗を吸う綿や絹などの布マスクを使用すると，肌あたりがよく快適である．人と話す場合は，布マスクの上に不織布のマスクをする方法もある．

また，一日中マスクをして蒸れてくる場合は，昼食後などにマスクを新しいものに取り換えるとよい．不織布のマスクは気密性が高く蒸れやすい

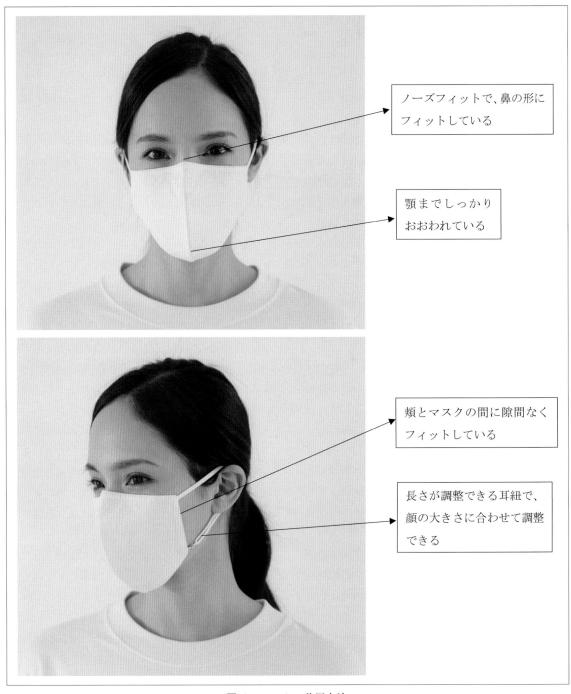

ノーズフィットで、鼻の形に
フィットしている

顎までしっかり
おおおれている

頬とマスクの間に隙間なく
フィットしている

長さが調整できる耳紐で、
顔の大きさに合わせて調整
できる

図 3. マスクの着用方法
a．正しいマスクの着用方法

ため，使用する際に，汗を吸ってくれるガーゼな
どの布や綿・絹素材のマスクなどを不織布の間に
挟んでもよい．ガーゼや布は時々交換すると効果
的である．

　高機能マスクの1つとして，肌側がシルクで抗

ウイルス加工を施した布が挟んであるファブリッ
クケア® マスク（図4）が当院では患者に好評であ
る．財団法人日本産業デザイン振興会が主催する
「2020年度グッドデザイン賞」（Gマーク）に選ばれ
た．グッドデザイン賞審査委員より，「コロナ禍に

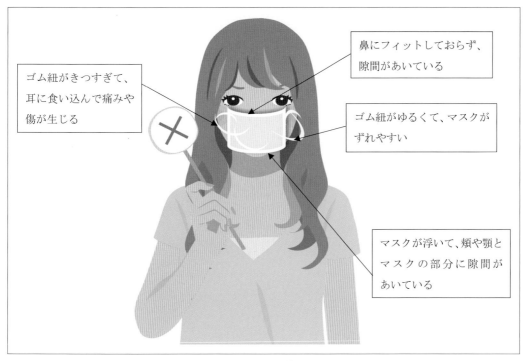

ゴム紐がきつすぎて、耳に食い込んで痛みや傷が生じる

鼻にフィットしておらず、隙間があいている

ゴム紐がゆるくて、マスクがずれやすい

マスクが浮いて、頬や顎とマスクの部分に隙間があいている

図 3. つづき
b. 誤ったマスクの着用例

よりマスクに求められている性能は大きく変化しているが，この製品はその前より肌荒れが起きにくい，機能性とファッション性を備えたマスクの開発を進めており，結果的にコロナ禍での需要に合致した．調整の利く耳紐やノーズフィットなど，布マスクでありながらぴったりと顔に合わせて装着できる点は高く評価できる．長年培っていたシルクなどの天然素材のノウハウを活かし，ユーザーと地球環境，双方の価値を誠実にまとめ上げた点を評価した.」のコメントをいただいている．

清潔で快適なマスクを着用することが，トラブル防止と感染症対策につながる．

3．マスクの外し方，保管方法

マスクを外す場合は，マスクの表面にはウイルスなどが付着している可能性があるので，マスクの紐を持って外すことが大切である．外したマスクは，再度使用する場合（食事の後など）は，抗ウイルス加工が施されているマスク入れに入れて保管する．その際も絶対にマスクの表面を触らないように気をつける．捨てる場合は，ビニール袋に

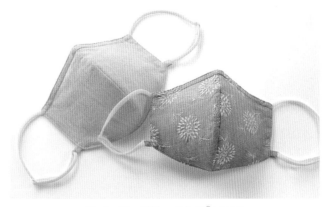

図 4. ファブリックケア® マスク
肌側がシルク 100％で抗ウイルス加工の布を挟んだ高機能布マスク

入れてビニール袋の口をしばってから捨てる．マスクを外した後は，必ず手指のアルコール消毒もしくは手洗いを行う．

布マスクの洗い方は，厚生労働省・経済産業省が作成した「布製マスクの洗い方動画」が参考となる．なお，当院ではオリジナルの「マスクの使い方・洗い方」マニュアル（図5）を作成し，患者に配布している．

マスクによる皮膚炎について

長時間マスクを着用していると，かゆみ，ひりひり感，チクチク感，肌の赤みなどの症状が出ることがあります．マスクが肌に触れているところだけ症状が出ている，という場合は要注意です．

・**かゆみ**
ステロイド外用薬を短期間使用し，炎症を抑えます．

・**ひりひり感，チクチク感，かさつき**
ワセリンやアズノール軟膏など，皮膚を保護する作用の高い保湿剤を処方します．

・**ニキビ**
抗菌作用のある塗り薬や，毛穴のつまりを改善する塗り薬を処方します．

・**ニキビやかさつきが混在している場合**
顔全体にローションタイプの保湿剤を使用し，その後ニキビのある部分にはニキビ用の塗り薬を，かさつく部分にはさらに保湿剤を塗る，と使い分けます．

 最後に

肌トラブルがなかなか治らない場合は，なにか見落としていることがあるかもしれません．早めに皮膚科を受診し，トラブルの現状と原因をきちんと診断した上で治療を行うことが大切です．お気軽にご相談ください．

野村皮膚科医院
〒221-0825 神奈川県横浜市神奈川区
反町4丁目27-14 チャリオタワー2F
045-328-1377

予約は
こちら

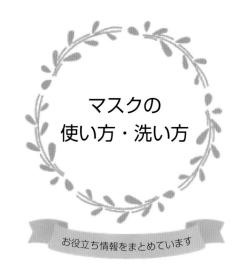

マスクの
使い方・洗い方

お役立ち情報をまとめています

おすすめマスク
・ファブリックケアマスク
　肌に当たる部分がシルク，抗ウイルス加工が施されている
・Fleepマスク
　柔らかいコットンのマスク，使いやすく学生さんにも大人気

野村皮膚科医院

 正しいマスクの装着方法

長時間のマスク着用が当たり前となりつつある昨今，正しくマスクを使用することで肌トラブルを回避したり，正しく感染症を予防したりすることはとても重要です．

1. マスクを顔にあててから，鼻の形に合わせてフィットさせます．鼻の部分に隙間が空かないように形を整えましょう．
2. ゴムひもを耳にかけます．
3. 鼻あてを抑えながら，あごに向かってマスクを広げて伸ばして，フィットさせます．
4. ほほの部分に隙間が空かないように軽く押さえます．

正しいマスクの着用例

 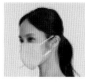

✓ 鼻の形に合わせてマスクをフィットさせている．
✓ 顎までしっかりマスクでおおわれている．
✓ 頬とマスクの間に隙間がなく，フィットしている．

よくないマスクの使い方

【NGその1】**鼻出しマスク**
せきやくしゃみで飛沫を拡散させてしまったり，逆に他人の飛沫を鼻から吸い込んでしまったりすることになります

【NGその2】**すれすれマスク**
マスクの大きさが顔の大きさと合っていないと，マスクと皮膚がこすれてかゆくなったり赤くなったりすることがあります

【NGその3】**あごマスク**
一時的であっても，あごにマスクをひっかけることはマスク外の皮膚に付着していた飛沫等をマスクでぬぐい取って中に取り込んでしまうことになります

マスクの洗い方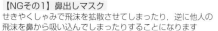

右のQRコードより，厚生労働省/経済産業省が作成した「布製マスクの洗い方動画」をご視聴いただけます

上記動画をもとに，野村皮膚科医院でアレンジした手順を以下に記載します
1. バケツに水1Lをはり，その中に酸素系漂白剤5gを溶かしておく
2. 化粧品などの汚れが付着している部分に，泡状の石けんを乗せてなじませる
3. 石けんをなじませた布マスクをバケツに入れて，時々くるくるかき回し，10分間程度置く
4. バケツの水を流し，浅い洗面器に水を張り，布マスクを移す
5. まず，洗面器の水を2〜3回入れ替える
　　布に残った酸素系漂白剤が手に付着して，肌が荒れてしまうのを防ぐためです
6. 水を流しながら布マスクを手で押し洗いし，よくすすぐ
7. 乾いたタオルの間にマスクを挟んで，パンパンと叩いて水気を取る．木綿や絹は濡れると絡みやすくなるので，上下左右に布を伸ばしてからタオルに挟む
8. タオルからマスクを出し，形を整えて日陰干しで乾かす

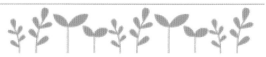

図 5. マスクの使い方・洗い方

4．スキンケアのポイント

マスクトラブルの予防には，マスクをする前に保湿をして肌に潤いを与えて皮膚のバリア機能を整えておく必要がある．蒸れているから保湿は不要と思いがちであるが，蒸れと潤いは別である．皮膚が乾燥しやすい場合は，マスク着用前に保湿のローションやクリームで保湿する．また，皮脂が多くて痤瘡ができやすい場合は，ノンコメドジェニックのローションなどを使用する．唇が荒れやすい場合は，低刺激のリップクリームやワセリン，アズノール軟膏®などで保護する．

マスクを外した後は，すぐにクレンジング・洗顔を行い，肌に付着している汚れをていねいに落とす．その後に保湿ケアを再度行う．

5．マスク使用とメイクについて

マスクをするときのメイクのポイントは，できる限りマスクに化粧が付着しないようにすることと，マスクによりメイクが崩れないようにすることである．ウォータープルーフタイプの日焼け止めを下地がわりに使用し，その上にマットタイプでべたつかないリキッドファンデーションを塗り，軽くパウダーをのせてなじませる．ポイントメイクは，眉毛とアイメイクは若干濃い目に行う．メイクが終了した後は，頬・鼻・顎のマスクがあたる部分は，ティッシュで軽く抑えてできる限りファンデーションがマスクにつかないようする．口紅は唇に乗せた後にティッシュで数回押さえて，ティッシュに口紅の色がつかない程度にする．そうすることで，マスクの汚れを最小限にとどめて，化粧崩れも少なくすることができる．

さいごに

コロナ禍は長期化している．マスクトラブルは，日常茶飯事のものになりつつある．マスクトラブルに対しては，原因が蒸れによるものか，摩擦によるものか，素材によるものか，いくつかが組み合わさっているのかを判断したうえで，その対策と治療を行っていかなければならない．

また，皮膚科医は率先して正しいマスクの着用方法を世の中に啓発し，少しでも感染症対策に役立っていかなければならないと感じている．

文　献

1) 診療の手引き検討委員会：新型コロナウイルスCOVD-19診療の手引き　第6.0版，p.7, 2021.
2) Hirose R, Ikegaya H, Naito Y, et al：Survival of Severe Acute Respiratory Syndrome Coronavirus 2(SARS-CoV-2) and Influenza Virus on Human Skin：Importance of Hand Hygiene in Coronavirus Disease 2019(COVID-19). *Clin Infect Dis*, **73**(11)：e4329-e4335, 2021.
3) 経済産業省：マスクの日本産業規格(JIS)が制定された(2021.6.16).〔http://www.meti.go.jp/press/2021/06/20210616002/2021616002.html〕
4) 厚生労働省：マスクに関する日本産業規格(JIS)を制定した(2021.6.16).〔http://www.mhlw.go.jp/stf/newpage_19244.html〕
5) Li Y, Tokura H, Guo YP, et al：Effects of wearing N95 and surgical facemasks on heart rate, thermal stress and subjective sensations. *Int Arch Occup Environ Health*, **78**(6)：501-509, 2005.
6) Kikuchi K, Shigeta S, Numayama-Tsuruta K, et al：Vulnerability of the skin barrier to mechanical rubbing. *Int J Pharm*, **587**：119708, 2020.
7) 日本家政学会被服衛生学部会編：衣服と健康の化学．丸善株式会社，pp.102, 2003.
8) 信州大学繊維学部編：初めて学ぶ繊維．日刊工業新聞社，pp.144-146, 2011.
9) 関東裕実：衣料品による皮膚障害を見逃さない．*MB Derma*, **231**：22-27, 2015.

グラフィック

好評

リンパ浮腫診断

―医療・看護の現場で役立つケーススタディ―

著者　前川二郎(横浜市立大学形成外科　主任教授)

リンパ浮腫治療の第一人者、前川二郎の長年の経験から、厳選された 41 症例の診断・治療の過程を SPECT–CT リンパシンチグラフィをはじめとする豊富な写真で辿りました。併せて患者さんの職業や既往など、診断や治療において気を付けなければならないポイントを掲載！
是非お手に取りください！

2019 年 4 月発売　オールカラー　B5 判　144 頁　定価 7,480 円(本体 6,800 円＋税)

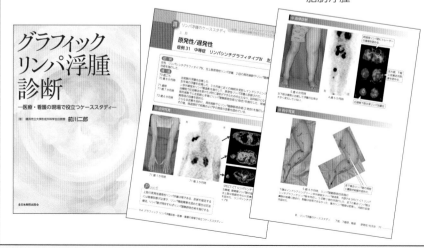

更に詳しい
目次はこちら！

全日本病院出版会　〒113-0033 東京都文京区本郷 3-16-4　Tel：03-5689-5989
www.zenniti.com　Fax：03-5689-8030

MB Derma, 322：35-40, 2022.

◆特集／コロナ禍の皮膚科日常診療

コロナ禍の手湿疹
―戦略をもって柔軟に対応する―

伊藤明子*

Key words：COVID-19，手湿疹(hand dermatitis)，手指衛生(hand hygiene)，擦式アルコール消毒薬(alcohol-based hand rub；ABHR)，手洗い(hand washing)

Abstract コロナ禍における手指衛生は，職業や年齢にかかわらず，新たな手湿疹の要因となった．小児の手湿疹も目立つ．頻回な手洗いやアルコールによる手指の消毒は皮膚のバリア破壊や刺激性接触皮膚炎の要因となる．必要のないタイミングでの頻回すぎる手洗いは避ける．手洗い後はできる限り，ハンドクリームによる保湿をするように指導する．アルコールによるアレルギー性接触皮膚炎は稀であるが，乾燥や刺激により手湿疹の悪化要因になるため，症状の強い手湿疹患者には症状が改善するまで使用を控える．コロナ禍の手湿疹において，アレルギー性接触皮膚炎が悪化要因となる場合も稀にあるため，適切な生活指導や対症治療によっても難治な症例については，皮膚テストも検討する．手湿疹のために，手洗いやアルコール消毒が苦痛になれば，十分な手指衛生ができなくなる．適切な対症治療と生活指導により手を健康に保つことがCOVID-19の感染拡大を防ぐためにも重要である．

はじめに

コロナ禍における手湿疹の特徴として，職業にかかわらず，一般の人々に広く手荒れは生じるようになったことであろう．手湿疹の主な要因として，バリア破壊，刺激性接触皮膚炎，アレルギー性接触皮膚炎がある．感染を防御するために，頻回な手洗いや手指消毒による手湿疹を発症すると，手洗いやアルコール消毒が苦痛になり，感染を助長しかねない．本稿では，戦略をもって柔軟に対応するにはどうするか考えたい．

コロナ禍における手指衛生は
新たな手湿疹の要因となった

ドイツの大学病院における調査[1]によれば，COVID-19患者の集中治療に直接携わったヘルスケアワーカーと直接は携わらなかったヘルスケアワーカーについて，COVID-19感染の流行期間における手指衛生の頻度と手湿疹の発症について調査した結果，COVID-19患者の集中治療への関与の有無にかかわらず，ヘルスケアワーカーにおいて，手洗いや手指消毒の頻度，ハンドクリームの使用頻度が増えていた．また，COVID-19患者の集中治療への関与の有無にかかわらず，手指の皮膚障害を引き起こしたと報告されている．医療従事者と非医療従事者の計805名を対象とした調査[2]では，手湿疹の危険因子として，過去に手湿疹の既往があること，基礎疾患としてアトピー性皮膚炎を有すること，日常的にグローブを着用すること，1日10回以上，手洗いをすることを挙げ，これらの危険因子を有するグループでは，手湿疹の予防を目的とした戦略を立てる必要があると述べている．

医療従事者はそもそも手湿疹を発症しやすい職種だが，コロナ禍における頻回の手洗いは医療従事者における手湿疹の新たな要因となった[3]．COVID-19の流行により，一般の人々にも，手洗いやアルコールベースの手指消毒薬の使用が推奨

* Akiko ITO，〒950-0932 新潟市中央区長潟 1205-4 ながたクリニック，副院長

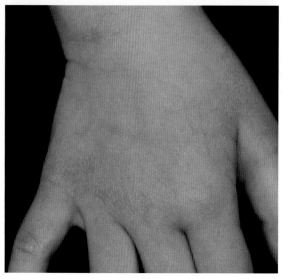

図 1. 小児の手湿疹
4 歳, 女児. 初診時臨床像

された. これまでは, 飲食業や医療, 製造業, 家事等に従事する患者が手湿疹を主訴に皮膚科を受診することが多かったが, COVID-19 感染が流行してから, 職業や年齢にかかわらず, 手湿疹を主訴とする患者を診察する機会が増えた. 特に小児の手湿疹を診療する機会が増えたこともコロナ禍の手湿疹診療の特徴であろう. 図1に4歳, 女児の症例を示す. 全身の軽い乾燥肌に対して, 小児科でヘパリン類似物質軟膏の外用による治療を受けている. 初診の2週前より, 手に擦式アルコール消毒薬と手洗いによる手指衛生を頻回にしはじめたところ, 手荒れを生じて受診した.

手指衛生によるバリアの破壊と刺激性接触皮膚炎

頻回な手洗いやアルコールベースの消毒薬による手指衛生は, 皮膚の乾燥, 刺激性接触皮膚炎を引き起こし得る.

医療現場における手指衛生は, 2002 年に Centers for Disease Control and Prevention(CDC)より公表された "Guideline for Hand Hygiene in Health-Care Settings"[4] に従っている. つまり, 目に見える汚れがある場合は石鹸と流水で手洗いをして, 基本的に擦式アルコール消毒薬(alcohol-based hand rub；ABHR)で行うことが推奨されてきた. 2009 年に公表された The World Health

Organization(WHO) の "WHO Guidelines on Hand Hygiene in Health Care"[5] でも, 「手が目に見えて汚れているとき, 血液やその他の体液で目に見えて汚れているとき, またはトイレを使用した後には石鹸と水で手を洗う. 手が目に見えて汚れていない場合, ルーチン手指消毒の優先手段として擦式アルコール消毒薬を使用する. 擦式アルコール消毒薬が入手できない場合には, 石鹸と水で手洗いする」とされている. 2020 年, WHO は COVID-19 の感染流行を防ぐための有用な1つの手段として, 頻回な手洗いを推奨した[6].

石鹸や洗浄料を用いた頻回な手洗いは, 皮膚のバリアを破壊し, 刺激性接触皮膚炎を引き起こす要因となり得る. 頻回な手洗いにより, 水や湿度の高い環境に手が長時間さらされることで, 皮膚のバリア障害が生じ, 物理的, または化学的な刺激をより受けやすくなる. 手袋を使用する場面も多いが, 長時間の手袋着用も過度の発汗と湿度の上昇を引き起こす[3].

Šakic らは, 職業訓練校の最終学年見習い看護師 240 名を対象に, 質問票と手湿疹重症度指数による臨床検査を行い, 3 か月以上続く手湿疹を持つ 42 名を対象に, 天然ゴムラテックスアレルゲンによる皮膚プリックテスト, ベースラインシリーズによるパッチテスト, 消毒薬の成分(chlorhexidine digluconate, benzalkonium chloride, glutaraldehyde)によるパッチテストを実施した. その結果, 手湿疹の主な原因はアレルギーではなく, 刺激性で, 実習期間が長いほど手湿疹が生じやすくなると報告した[7].

実際に擦式アルコール消毒薬を使用すると手が荒れるという患者は多い. アルコールベースの製品による手指衛生は手湿疹の危険因子の1つとなる[2]. アルコールが手湿疹の悪化要因になる場合, アルコールベースの消毒薬によるアレルギー性接触皮膚炎は稀で, 皮膚の乾燥や刺激が主な要因である[5].

手指衛生により生じるアレルギー性接触皮膚炎

頻回な手指衛生による手荒れの病態は刺激性接触皮膚炎であるが，なかにはアレルギー性接触皮膚炎の鑑別が必要な場合もある（後述）．

悪化要因と対策

頻回な手洗いは手湿疹の悪化要因となるが，感染防御の観点から，手洗いをしないわけにはいかない．日常診療内で実践している生活指導と治療，悪化要因の検討について紹介する．

1．石鹸による手洗い後にハンドクリームを塗布する

油分を含むローションまたはバリアクリームの定期的な使用は，医療従事者の手を乾燥や化学的刺激から大幅に保護しより頻繁な手洗いを促進することが可能である[8]．WHO Guidelines on Hand Hygiene in Health Care：a Summary（2009）においても，手指の消毒または手洗いに関連する刺激性接触皮膚炎の発生を最小限に抑えるため，医療従事者（HCW）にハンドローションまたはクリームを提供することが推奨されている[5]．Beiu らは頻回な手洗いが手湿疹の要因となるため，手洗い後すぐに保湿剤を手に塗布することが手湿疹の発症を予防すると述べている[3]．患者には，可能であれば，手洗いをする度にハンドクリームの使用をすすめる．頻繁に手洗いをする患者からは，ハンドクリームを塗っても意味がない，または手がベタベタして周囲のものを触れられないという声もよく聞く．実際に使用頻度を問診すると，就寝前にしか使用してない患者は多い．手洗いが頻回で，その度に外用することに抵抗がある患者には，少なくとも，食事前の手洗い後や就寝前など，しばらく手を休めることが可能なタイミングで保湿をするように説明している．また，初診時には，ハンドクリームの塗布方法を実際に指導する．手背や指腹はもちろんであるが，みずかき部や爪囲にも丁寧にハンドクリームを塗布するようにすすめる．

2．不要なタイミングでの手洗いは控える

前述のように，コロナ禍で目立ったのが，小児の手湿疹である．例えば小学校で，休み時間の度に手洗いをしなければならない規則になっているため，入学して間もなく，手湿疹が生じたケースがあった．この事例では，対症治療をしながら，食事の前，トイレの後，外遊びなどで手が汚れたタイミングに減らすよう病院で指導を受けたことを保護者から学校に伝えてもらい，症状は改善した．手洗いは，必要なタイミングで行えばよい．患者の生活においてどの場面ですべきか具体的に指導する．

3．炎症が強い場合はアルコールベースの消毒薬の使用を強要しない，されない

アルコールベースの消毒薬によるアレルギー性接触皮膚炎は稀であるが，HCW および非 HCW 集団を対象にした調査では，アルコールベースの消毒薬を用いた手指衛生も手湿疹の危険因子であり，他の方法があるのであればアルコールを配合した製品の使用を中止することを提案している[2]．アルコールベースの消毒薬の使用が苦痛で手指消毒がおろそかになるようであれば，治療により皮膚のバリアが回復するまでは手洗いを中心とした手指衛生で感染を防ぐように指導している．図2に擦式アルコール消毒薬が悪化要因と考えられた症例を示す．20歳代の学生である．アトピー性皮膚炎の既往はなく，手湿疹の治療歴もない．乾燥肌も自覚したことはない．COVID-19の感染流行に伴い，受診の1週前から頻回に擦式アルコール消毒薬による手指衛生をするようになったところ，手荒れが生じた．ハンドクリームを使用してみたが，痛みがあり使用できず，受診した．手指衛生の際には，擦式アルコール消毒薬を禁止し，手洗いで対応することとし，まず，ステロイド外用薬，ヘパリン類似物質軟膏を使用するよう指導した．1週間後には症状の改善がみられた．美容院，飲食店などの入店時や職場への出勤時，学校への登校時に強制的にアルコールを使用させるケースがあるが，強要せず，消費者，職員，生

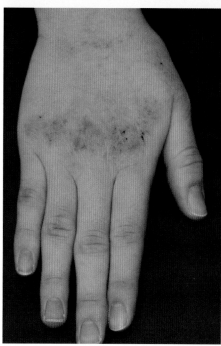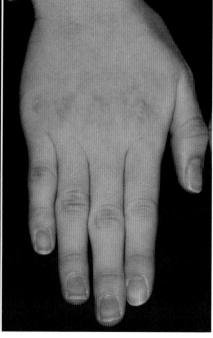

図 2. 擦式アルコール消毒薬が悪化要因となった手湿疹
20 歳代, 女性
a：治療前の臨床像
b：1 週間後の臨床像

a | b

徒がアルコール消毒をすることが健康上, 問題な
いのかを確認すべきである.

4. 手袋の使用について

前述のように長時間の手袋着用は, 手を湿潤環
境におき, 皮膚のバリア機能の低下をもたらし,
汗が刺激となり得る. また, 通常の天然ゴム手袋
や合成ゴム手袋に使用されている加硫促進剤によ
るアレルギー性接触皮膚炎は, 医療従事者, 食品
業など手袋を着用する職種で問題になるケースが
ある. 加硫促進剤アレルゲンは日本においてアレ
ルギー性接触皮膚炎の原因となりやすいアレルゲ
ンを選定して集めたパッチテスト試薬シリーズで
ある Japanese baseline series に 25 年以上前から
含まれている[9]. 加硫促進剤によるアレルギーが
ある患者には, ゴム以外のプラスチックや塩化ビ
ニル製の手袋を勧めるか, 作業の性質上, どうし
てもゴム手袋が必要な場合は, 加硫促進剤フリー
の手袋をすすめるが, コロナ禍で, 素材にかかわ
らず手袋の入手が以前より困難で, 価格もまだ高
い状況にある. そもそも医療従事者ですら, 手袋
を正しく使用できていないケースも見受けられ

る. また, 消毒薬や手洗いによる手指衛生に取っ
て代わるものではないこと[5], 手袋の使用テク
ニックは難しく, 正しく使用できなければ, か
えって汚染を広げてしまう可能性について説明
し, 手袋が必要な職種でなければ, 意味のない手
袋の着用は控えるように指導する.

5. 接触皮膚炎も見逃さない

COVID-19 感染症に伴う手湿疹において, アレ
ルギー性接触皮膚炎はときに悪化要因になる. ス
キンケアや手指衛生方法の指導によっても, 皮膚
炎が難治で重篤な場合は, アレルギー性接触皮膚
炎の可能性を考えて, 悪化要因を究明する. 手指
衛生の方法や使用している消毒薬, 石鹸を含めた
洗浄料, ハンドクリーム, 治療に要した外用薬,
手袋に加えて, 手指衛生に関係なく使用する日用
品(シャンプー, 洗剤類, 趣味で触れるもの)につ
いて, パッチテストを検討する. 図 3 にパッチテ
ストを実施した症例を呈示する. 大学病院勤務の
看護師である. 通常はコロナ病棟勤務ではない
が, 当番で COVID-19 感染患者を治療する病棟に
勤務をすることがあった. 重篤な手荒れがあるた

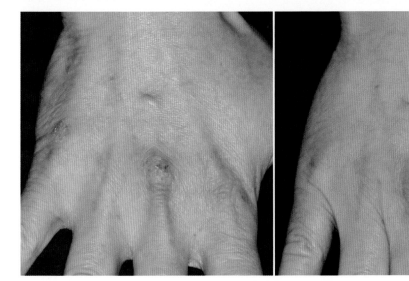

a | b

図 3. 看護師の手湿疹
a：パッチテスト前
b：パッチテスト後

め，職場でアルコールフリーの消毒薬を使用する
よう指示されていた．パッチテストの結果，この
アルコールフリーの消毒薬およびハンドソープが
悪化要因と考え，使用を中止し，経過をみること
とした．テスト終了から 2 週間後に再来した際に，
まだ皮疹は残るものの，かゆみや痛み等の自覚症
状が劇的に消失し，アルコールベースの擦式アル
コール消毒薬も痛みなく使用できるようになって
いた．

6．薬物治療

通常の手湿疹にならって，炎症が強い場合はス
テロイド外用薬を使用しながら保湿を励行する．

おわりに

手湿疹のために，手洗いやアルコール消毒が苦
痛になると，COVID-19 の感染防御がおろそかに
なる．適切な対症治療と生活指導により手を健康
に保つことが COVID-19 の感染拡大を防ぐため
にも重要である．

文 献

1) Guertler A, Moellhoff N, Schenck TL, et al：
   Onset of occupational hand eczema among
   healthcare workers during the SARS-CoV-2
   pandemic：Comparing a single surgical site with
   a COVID-19 intensive care unit. *Contact Derma-
   titis*, **83**：108-114, 2020.

2) Techasatian L, Thaowandee W, Chaiyarit J et al.
   Hand Hygiene Habits and Prevalence of Hand
   Eczema During the COVID-19 Pandemic. *J
   Prim Care Community Health*, **12**：1-6, 2020.

3) Beiu C, Mihai M, Popa L, et al：Frequent hand
   washing for COVID-19 prevention can cause
   hand dermatitis：management tips. *Cureus*, **12**：
   e7506, 2020.

4) Boyce JM, Pittet D：Guideline for Hand Hygiene
   in Health-Care Settings. Recommendations of
   the Healthcare Infection Control Practices Advi-
   sory Committee and the HICPAC/SHEA/
   APIC/IDSA Hand Hygiene Task Force. Society
   for Healthcare Epidemiology of America/Asso-
   ciation for Professionals Infection Control/Infec-
   tious Diseases Society of America. *MMWR
   Recomm Rep*, **51**：1-45, 2002.

5) WHO Guidelines on Hand Hygiene in Health
   Care：First Global Patient Safety Challenge
   Clean Care is Safer Care. Geneva：World Health
   Organization：2009.

6) Sohrabi C, Alsafi Z, O'Neill N, et al：World Health
   Organization declares global emergency：a
   review of the 2019 novel coronavirus（COVID-
   19）. *Int J Surg*, **76**：71-76, 2020.

7) Šakic F, Babic Ž, Franic Z, et al：Characteristics
   of hand eczema in final-year apprentice nurses

during the COVID-19 pandemic. *Contact Dermatitis*, **86** : 98-106, 2022.

8) McCormick RD, Buchman TL, Maki DG : Double-blind, randomized trial of scheduled use of a novel barrier cream and an oil-containing lotion for protecting the hands of health care workers. *Am J Infect Control*, **28**(4) : 302-310, 2000.

9) Ito A, Suzuki K, Matsunaga K, et al : Patch testing with the Japanese baseline series 2015 : a 4-year experience. *Contact Dermatitis*, **86** : 189-195, 2022.

MB Derma, 322：41-48, 2022.

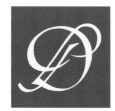

◆特集／コロナ禍の皮膚科日常診療

手指消毒薬の種類とその特徴

高山かおる*

Key words：手指消毒薬(hand sanitizer)，エタノール(ethanol)

Abstract 感染予防のために行う手洗いや手指消毒は，頻繁に行うことで手荒れを起こす．手荒れは皮膚の細菌叢を変化させ，むしろ病原菌を常在化させるため，手荒れ予防≒感染対策であると言える．予防のために手指消毒薬を有効に活用するのがよいが，その中にはエタノールのほか，グルコン酸クロルヘキシジンや塩化ベンザルコニウムといった低水準消毒薬，界面活性剤や防腐剤，そして保湿成分などが含まれる．エタノールは殺菌作用が強く素早く乾くという利点がある一方で皮膚の乾燥を招く．一方，低水準消毒薬は，抗菌スペクトラムは狭いが，皮膚へ付着すると長く作用し，かつ低刺激であるという利点がある．これらの利点をいかしてエタノールと低水準消毒薬が混合している手指消毒薬も多い．それぞれの製品の特徴を知り，指導につなげることで，有効な手荒れ対策・感染対策になる．

はじめに

コロナ禍前になかったもので，この2年で当たり前になったものとして，建物の入り口に置かれた体温測定器とアルコール消毒薬がある．そのためにこれまでになく頻繁にアルコール消毒をするようになり，手荒れが増えている．手荒れは皮膚の細菌叢を変化させ，黄色ブドウ球菌などの病原菌を常在化させやすくするため[1]，せっかくアルコール消毒をしても感染を防げないという矛盾が起こる．またコロナが蔓延し始めたときに，当たり前のようにあるはずの消毒用アルコールが不足したということも，社会を不安にさせた．消毒用アルコールがないときには，次亜塩素酸水などの使用が行われたりしていた．果たしてその感染対策は十分だったのか，また同じようなパンデミックが起きたときに医療者として正しく指導できるのかを知っておく必要があると思う．

* Kaoru TAKAYAMA，〒332-8558 川口市西川口5-11-5 埼玉県済生会川口総合病院皮膚科，主任部長

手指消毒薬に含まれる有効成分について

手指消毒薬の有効成分は主にはエタノールであるが，そもそも消毒薬は抗微生物スペクトラムにより高水準・中水準・低水準に分類される(表1，図1)．エタノールは中等水準に分類されている．手指消毒薬に使用されるものには，エタノールの他に低水準消毒薬に分類される第4級アンモニウム塩系のベンザルコニウム塩化物や，ビグアナイド系のクロルヘキシジングルコン酸塩などがある(表2)．なお皮膚に用いる消毒薬として販売されているものには，医薬品・医薬部外品・化粧品がある．消毒・殺菌と表示してよいのは医薬部外品のみで，化粧品・雑品には除菌と示されていることが大半である．しかし商品のHPなどに消毒・殺菌と示されている場合があると国民生活センターは注意を促している[2]．

1．エタノール

厚生労働省の発表資料[3]によると，感染予防に最も推奨されるのは手洗いで，もし手が洗えない状況にあるときに手指消毒をすることとなってい

表 1. 抗微生物スペクトルによる分類

区分	分類	消毒剤
高水準	酸化剤系	過酢酸
	アルデヒド系	グルタラール
		フタラール
中水準		ホルマリン
	アルコール系	エタノール
		イソプロパノール
		エタノール・イソプロパノール配合製剤
	塩素系	次亜塩素酸ナトリウム
	ヨウ素系	ポビドンヨード
		ヨードチンキ
	フェノール系	フェノール
		クレゾール石ケン液
	酸化剤系	オキシドール
低水準	第4級アンモニウム塩系	ベンザルコニウム塩化物
		ベンゼトニウム塩化物
	両性界面活性剤系	アルキルジアミノエチルグリシン塩酸塩
	ビグアナイド系	クロルヘキシジングルコン酸塩
	色素系	アクリノール水和物

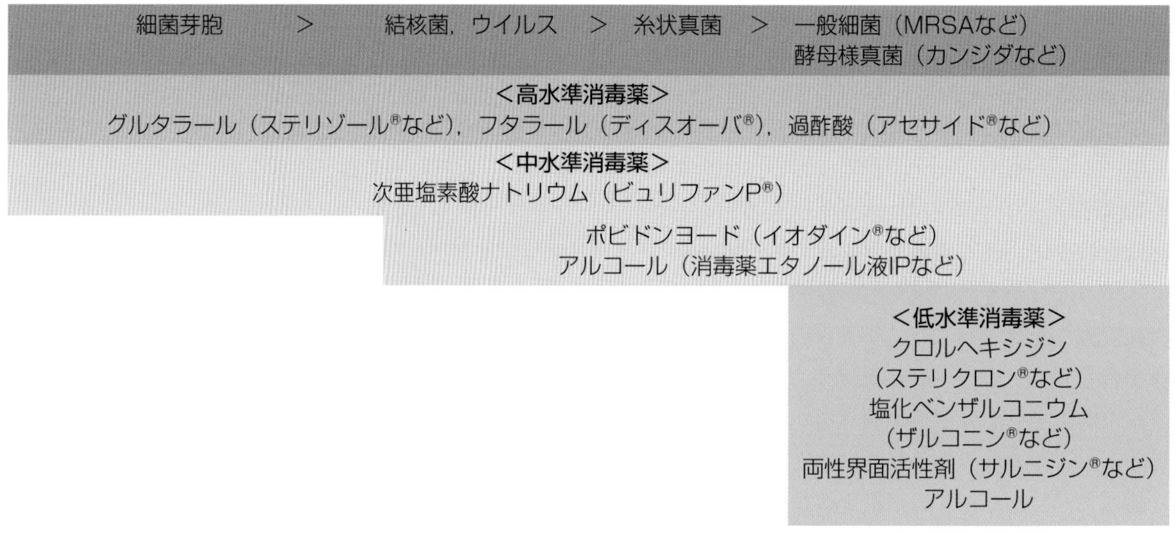

図 1. 微生物の消毒薬抵抗性の強さ，および消毒薬の抗菌スペクトル

る．手指消毒薬に含まれるエタノールの有効濃度は70%以上95%以下であるとされているが，アルコールが不足していたこともあり60%でも有効な場合があるとしている[3]．さらに，実際に手指の皮膚についたときの効果をみる検証をしたとこ

ろ，ヒト皮膚表面上に存在するSARS-CoV-2は，濃度が40 w/w%（48v/v%）以上のエタノール消毒薬による5秒間の消毒により検出感度以下まで不活化されると報告されている[4]．手指消毒薬には医薬品の他，医薬部外品，もしくは化粧品に分

類されるものが市場に出回っているが，国民生活センターの調べによると，医薬部外品のエタノール濃度は80%容量前後，化粧品はエタノール濃度の表示がない物が多く，内容を調べると20～70%と幅があったと発表している[2]．このことから確実にエタノールで除菌するためには医薬品か医薬部外品のエタノール製剤を選ぶ必要がある．

2．低水準消毒薬

エタノール以外にも殺菌作用を期待して使用されるものに低水準消毒薬がある．手指消毒薬に使われるものとしてビグアナイド系のグルコン酸クロルヘキシジン，第4級アンモニウム塩のベンザルコニウム塩化物・ベンゼトニウムなどがある．エタノールに比較すると抗菌スペクトラムは狭く，効果も限定的である．一方で皮膚の上にある程度濃い濃度で付着すると，SARS-CoV-2に対するやや強い消毒作用を呈した[4]．またアルコールに比べて皮膚の上では長時間作用する利点も報告されている[5)6]．アルコールに対して刺激反応をきたす症例は一定数存在し，低水準消毒薬が主体の手指消毒薬も数多く発売されている．

次亜塩素酸水については，エタノールがないときに代替品として用いられていたが，基本的には皮膚に直接つけるものではなく，器具や家具の消毒に用いるものである．35PPM以上の濃度で新型コロナウイルスにも有効と発表されている[7]．

消毒剤の皮膚への影響

1．エタノール

【利　点】

- 殺菌力が強い
- ウイルス・細菌に特に有効
- 清涼感がある
- すぐに乾く

【弱　点】

- 皮膚につくと熱を奪うので皮膚に乾燥を招く
- 刺激性の反応が起こりやすい
- アレルギー性接触皮膚炎は稀

もともと手湿疹やアトピー性皮膚炎など皮膚ト

表 2．手指洗浄・手指消毒薬として使われる消毒薬（太字は頻繁に使われているもの）

ポビドンヨード
ポビドンヨード・スクラブ
ヨードチンキ
エタノール
エタノール・ラビング
イソプロパノール
エタノール・イソプロパノール配合製剤
ベンザルコニウム塩化物・エタノール・ラビング
クロルヘキシジングルコン酸塩・エタノール・ラビング
ベンザルコニウム塩化物
8%エタノール添加ベンザルコニウム塩化物
ベンゼトニウム塩化物
アルキルジアミノエチルグリシン塩酸塩
クロルヘキシジングルコン酸塩
クロルヘキシジングルコン酸塩・スクラブ
アクリノール水和物

ラブルがある場合には，エタノールによる過敏性が高くなると報告されている[6]．

2．ビグアナイド系

グルコン酸クロルヘキシジン

【利　点】

- 低水準ではあるが殺菌力がある
- メチシリン耐性黄色ブドウ球菌（MRSA）などの一般細菌，カンジダなどの酵母様真菌にも効果がある
- 病院で問題になる感染症の多くをカバーできるため医療機関での使用頻度は高い
- 粘膜の消毒には0.02%，創部の消毒には0.05%のものが用いられる
- 手指の消毒薬としては4%の原液，もしくは保湿剤を加えた0.2%クロルヘキシジン含有の消毒用エタノール液が日常の手指消毒に，保湿剤を加えた0.5～1%クロルヘキシジン含有の消毒用エタノール液が手術前の手指消毒に適している[8]
- 皮膚に吸着されやすいため持続効果が期待できる
- エタノールに比べると低刺激性

【弱　点】

アレルギー性接触皮膚炎の報告がある[9]．

3．第4級アンモニウム塩

ベンザルコニウム塩化物・ベンゼトニウム塩化物

【利　点】

- 無臭・無色で使い勝手が良い．
- 低水準ではあるが殺菌力がある．
- MRSA などの一般細菌，カンジダなどの酵母様真菌にも効果がある．
- 陽イオン界面活性剤である本薬は，抗菌効果のみならず洗浄効果も期待できる．
- 粘膜には 0.02～0.05％のものが，熱傷部位などには 0.01～0.025％液が用いられる．
- 手指消毒薬には 0.2％のものが使われている．

【弱　点】

アレルギー性接触皮膚炎の報告がある[10]．

手指消毒薬に含まれるその他の成分

ここでは医薬品と医薬部外品について主に述べる．手指消毒薬には多くの場合エタノールが含まれているが，その他のグルコン酸クロルヘキシジンや塩化ベンザルコニウムなどが混合されているものもある．それぞれの特徴を生かして，忙しい現場を考えた速乾性という記載をよくみるが，これはエタノールが主体で乾きやすく，持続性の効果をもたせるためにその他の低水準のものが添加されている．グルコン酸クロルヘキシジンや塩化ベンザルコニウムが有効成分で，エタノールが添加物としてのみ含まれているものや，医薬部外品にはエタノールフリーのものも存在する．医薬品・医薬部外品には有効成分のほかに表示指定成分*の記載義務がある（一方で化粧品は全成分表示**をする義務がある）．図2に商品例を3つ示す．A は医薬品でエタノールのみの商品，B は医薬品でクロルヘキシジングルコン塩とエタノールが合わさった商品，C は医薬部外品でベンザルコニウムが有効成分といった具合に商品によってそれぞれ特徴がある．

医療現場では確実な消毒と使いやすさ，低刺激など用途や必要性に応じて選択されていると考えられる．一方，手荒れで来院する患者には，洗浄するタイミングと手指消毒するタイミング，職業や目的によって手指消毒薬としてどのような商品を選ぶべきか選択の目安を指導する．

手指消毒薬の正しい使い方

手指の洗浄方法や手指消毒薬の使用方法は重要である．院内の感染対策として必ず行っていることであるが，その内容を確認しておく．処置時にはめていた手袋を外したあとも，外し方によっては汚染される可能性があるため手指消毒はしたほうがよい．一人の患者を触れたら，その後必ずどちらかを実施する．小さな手指消毒薬の携帯型のものを持ち歩きこまめに実施する．使用量のカウントなどで決められた通りに実施できているかチェックしている施設もある．

【手指消毒の方法】（図3）

1）手のひらに適量（十分量）を出す
2）手のひらをこすり合わせる
3）手の甲を合わせてすりこむ
4）手指爪の間にすりこむ
5）指の間にすりこむ
6）親指をねじり合わせてすりこむ
7）手関節にすりこむ

---

*表示指定成分：使う人の体質によってごく稀にアレルギー等の肌トラブルを起こす恐れのある成分として，薬事法によって商品への表示を義務づけられた成分．表示の目的は，使用者が事前に皮膚トラブルを避けることができるようにするためで，現在は以下の102種類に，香料を加えた103種類が指定されている（表3）．その内容は界面活性剤，基材，防腐剤，紫外線吸収剤などである．

**全成分表示：化粧品に配合されているすべての成分を，その外箱または容器に表示する．化粧品を製造したり販売したりするためには，「薬事法」に遵守する必要があり，2001 年 4 月からこの「薬事法」における表示制度が改正され，医薬部外品を除くすべての化粧品の全成分を表示することが，義務づけられた．

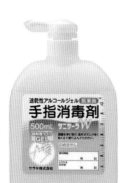

商品名　サニサーラ®W（サラヤ）　　A

<u>医薬品</u>
<u>有効成分</u>
エタノール（76.9～81.4vol％）
<u>添加物</u>
<u>表示指定成分</u>
ミリスチン酸イソプロピル（基材）
トリエタノールアミン（中和剤）
<u>その他</u>
グリセリン（保湿）
アジピン酸ジイソブチル（香料、保湿）
カルボキシビニルポリマー（基材、入荷、粘稠）
ヒプロメロース（基材・結合剤）

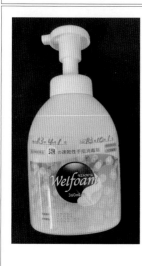

商品名　Welfoam®（丸石製薬）　　B

<u>医薬品</u>
<u>有効成分</u>
クロルヘキシジングルコン酸塩（0.2w/v％）
エタノール（約80vol％）
<u>添加物</u>
<u>表示指定成分</u>
なし
<u>その他</u>
ポリオキシエチレン・メチルポリシロキサン共重合体（界面活性剤）
グリチルレチン酸（抗炎症作用）
Ｎ－ココイルーＬ－アルギニンエチルエステルDL－ピロリドンカルボン酸塩（界面活性剤・保存剤）
トコフェロール酢酸エステル（酸化防止剤）

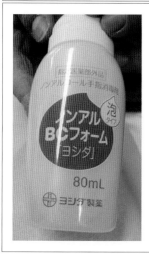

商品名　ノンアルBCフォーム「ヨシダ」®（ヨシダ製薬）　　C

<u>医薬部外品</u>
<u>有効成分</u>
ベンザルコニウム塩化物（0.05w/v％）
<u>添加物</u>
<u>表示指定成分</u>
なし
<u>その他</u>
ラウリルジメチルアミンオキシド液（界面活性剤）
ポリオキシエチレンポリオキシプロピレングリコール（界面活性剤）
アラントイン（保湿成分）

図 2.

A：手指消毒薬の１例．写真はサニサーラ®W(サラヤ)（写真 https://med.saraya.com/products/pdf/42089 products.pdf より転載）．医薬品で，エタノール濃度が濃い．添加物には表示指定成分として２種類，その他として４種類が記載されている．エタノールによる効果重視である一方で，グリセリンを含むなど刺激性への配慮がみられることがわかる．

B：当院で使用している手指消毒薬．商品はWelfoam®(丸石製薬)．医薬品で有効成分としてクロルヘキシジングルコン酸塩の他に濃度の濃いエタノールが加えられており，消毒効果の他に速乾性・密着性のある製品ということになる．

C：ノンアルBCフォーム「ヨシダ」®(ヨシダ製薬)．医薬部外品．アルコールフリーであり，ベンザルコニウム塩化物が有効成分である．添加物をみると低刺激の界面活性剤から作られており，保湿成分を加えていることがわかる．

表 3. 表示指定成分の一覧

表示指定成分	主な用途	表示指定成分	主な用途
ホルモン	ホルモン	イクタモール	収れん剤
医薬品等に使用することができるタール色素を定める省令(昭和41年厚生省令，別表第1，別表第2および別表第3に掲げるタール色素	化粧品用色材	パラフェノールスルホン酸亜鉛	
		塩酸ジフェンヒドラミン	消炎剤
塩化ラウリルトリメチルアンモニウム	界面活性剤	グアイアズレンスルホン酸ナトリウム	
酢酸ポリオキシエチレンラノリンアルコール		ニコチン酸ベンジル	
臭化セチルトリメチルアンモニウム		ピロガロール	色材原料，防腐殺菌剤
セチル硫酸ナトリウム		トラガント	増粘剤
ポリオキシエチレンラウリルエーテル硫酸塩類		ジイソプロパノールアミン	中和剤
ポリオキシエチレンラノリン		ジエタノールアミン	
ポリオキシエチレンラノリンアルコール		トリイソプロパノールアミン	
ラウリル硫酸塩類		トリエタノールアミン	
ラウロイルサルコシンナトリウム	界面活性剤(殺菌・防腐剤)	ベンジルアルコール	調合香料の原料など
直鎖型アルキルベンゼンスルホン酸ナトリウム	界面活性剤(洗浄剤)	ロジン	粘着剤，被膜形成剤
塩化アルキルトリメチルアンモニウム	界面活性剤(帯電防止剤)	セラック	皮膜形成剤
塩化ジステアリルジメチルアンモニウム		プロピレングリコール	保湿剤など
塩化ステアリルジメチルベンジルアンモニウム		1, 3-ジメチロール-5, 5-ジメチルヒダントイン(別名DMDMヒダントイン)	防腐剤
塩化ステアリルトリメチルアンモニウム		NN"-メチレンビス(N'-(3-ヒドロキシメチル-2. 5-ジオキソ-4-イミダゾリジニル)ウレア)(別名イミダゾリジニルウレア)	
塩化セチルピリジニウム	界面活性剤(防腐殺菌剤)	5-クロロ-2-メチル-4-イソチアゾリン-3-オン	防腐殺菌剤
塩化ベンザルコニウム		パラオキシ安息香酸エステル	
塩化ベンゼトニウム		2-メチル-4-イソチアゾリン-3-オン	
塩酸アルキルジアミノエチルグリシン		レゾルシン	
臭化アルキルイソキノリニウム		安息香酸およびその塩類	
臭化ドミフェン		イソプロピルメチルフェノール	
塩化セチルトリメチルアンモニウム	界面活性剤など	ウンデシレン酸およびその塩類	
酢酸ラノリン	基剤	ウンデシレン酸モノエタノールアミド	
酢酸ラノリンアルコール		塩酸クロルヘキシジン	
セトステアリルアルコール		オルトフェニルフェノール	
ポリエチレングリコール(平均分子量が600以下の物)		グルコン酸クロルヘキシジン	
ミリスチン酸イソプロピル		クレゾール	
ラノリン		クロラミンT	
液状ラノリン		クロルキシレノール	
還元ラノリン		クロルクレゾール	
硬質ラノリン		クロルフェネシン	
ラノリンアルコール		クロロブタノール	
水素添加ラノリンアルコール		サリチル酸およびその塩類	
ラノリン脂肪酸イソプロピル		ソルビン酸およびその塩類	
ラノリン脂肪酸ポリエチレングリコール		チモール	
天然ゴムラテックス	基剤・接着剤	チラム	
ステアリルアルコール	基剤・乳化安定助剤	デヒドロ酢酸およびその塩類	
セタノール		トリクロサン	
エデト酸およびその塩類	金属イオン封鎖剤	トリクロロカルバニリド	
ジブチルヒドロキシトルエン	抗酸化剤	パラクロルフェノール	
ブチルヒドロキシアニソール		ハロカルバン	
没食子酸プロピル		フェノール	
カテコール	抗酸化剤など	ヘキサクロロフェン	
酢酸 dl-α-トコフェロール		カンタリスチンキ	毛根刺激剤
dl-α-トコフェロール		ショウキョウチンキ	
塩化リゾチーム	酵素類	トウガラシチンキ	
サリチル酸フェニル	紫外線吸収剤	ノニル酸バニリルアミド	
シノキサート			
パラアミノ安息香酸エステル			
2-(2-ヒドロキシ-5-メチルフェニル)ベンゾトリアゾール			
オキシベンゾン	紫外線吸収剤，安定化剤		
グアイアズレン	紫外線吸収剤，消炎剤		

正しい手指消毒

手洗いのポイント

目に見えている汚れがある場合・体液などのタンパク質汚染が疑われるときは液体石鹸と流水による手洗いを実施。

手指消毒薬使用のタイミングと適切な方法

患者に触れる前後、患者の環境や物品に触れた後などにこまめに行う。一人の作業をおえて、次の患者に移動するときには必ず行う。

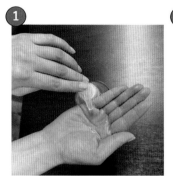

① 十分な量の消毒薬を手に取る

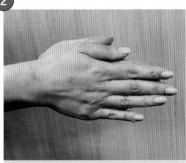

② 手のひらをこすり合わせる

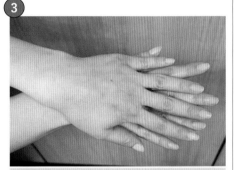

③ 手の甲に合わせてすりこむ

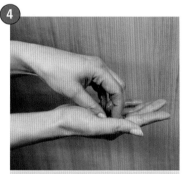

④ 指先・爪の間にすりこむ

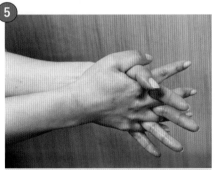

⑤ 指の間にすりこむ

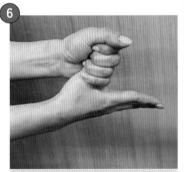

⑥ 親指をねじり合わせてすりこむ

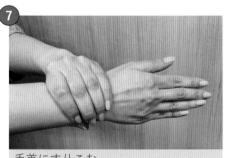

⑦ 手首にすりこむ

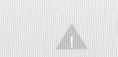

十分に乾燥したことを確認する

図 3. 手指消毒薬の手順

手荒れがあるときの指導

感染対策は行っても手荒れの指導はついつい後回しになりがちであるが、冒頭にも述べたように手荒れがあることで感染対策は十分な効果を発揮しなくなる。医療現場にあるような殺菌性の高い洗浄剤による頻繁な手洗いは、皮膚の乾燥をまねきバリア障害をきたす[11]、また濡れている手は細菌を運搬する可能性がある[12]などの理由から、米国疾病予防管理センター(CDC)の発表した「医療

施設における手指衛生のためのガイドライン」では，手に明らかに目に見える汚れや体液・蛋白性物質が付着している，もしくは付着していると疑われる場合は手洗い，それ以外は手指消毒薬の使用を推奨している[1].

【指導のコツ】

1）洗浄後の保湿の徹底

2）湿疹病変はしっかり加療

3）1日の洗浄回数を聴取し，状況により手指消毒薬を使うことを提案

4）手指消毒薬の提案．亀裂などがありエタノールがしみる場合には低水準消毒薬の含有が主体のものを選択．保湿成分の多いクリームやジェルをすすめる

おわりに

本稿を執筆するにあたり，コロナ禍であらためて手指消毒について学ぶ機会となった．もしコロナが去っても，新たな感染症はやってくる可能性はあり，何が必要な対策かいつでも準備しておく必要がある．身近に置いてある手指消毒薬の表示成分をみて，院内感染対策，患者指導などに役立てていいただければ幸いである．

文　献

1）Boyce JM, et al：Guideline for Hand Hygiene in Health-Care Settings. Morbidity and Mortality Weekly Report Vol. 51, 2002.

2）独立行政法人国民生活センター．液体とジェルタイプの除菌・消毒・手指洗浄用アルコールのエタノール濃度：国民生活センター報道発表資料（令和2年9月17日）

3）新型コロナウイルスの消毒・除菌方法について（厚生労働省・経済産業省・消費者庁特設ページ）.〔https://www.mhlw.go.jp/stf/seisakunitsuite/bunya/syoudoku_00001.html〕

4）Hirose R, Bandou R, Ikegaya H, et al：Disinfectant effectiveness against SARS-CoV-2 and influenza viruses present on human skin：model-based evaluation. *Clin Microbiol Infect*, **27**：1042.e1e1042.e4, 2021.

5）Hirose R, Itoh Y, Ikegaya H, et al：Evaluation of the Residual Disinfection Effects of Commonly Used Skin Disinfectants against Viruses. *Environ Sci Technol*, **55**(23)：16044-16055, 2021.

6）東　順子：エタノール皮膚障害とエタノールによる20分間密封貼布試験．皮膚，**28**(1)：11-16, 1986.

7）独立行政法人　製品評価技術基盤機構．新型コロナウイルスに対する消毒方法の有効性評価について最終報告をとりまとめました．～物品への消毒に活用できます～.〔https://www.nite.go.jp/information/osirase20200626.html〕

8）Pereira LJ, Lee GM, Wade KJ, et al：The effect of surgical handwashing routines on the microbial counts of operation room nurses. *Am J Infect Control*, **18**：354-365, 1990.

9）神崎美玲，佐藤りえ：眼科用清浄綿に含有されたクロルヘキシジングルコン酸塩によるアレルギー性接触皮膚炎の1例．皮膚科の臨床，**63**(10)：1480-1481, 2021.

10）角田孝彦，佐藤文子，大村　眞ほか：【医療現場における皮膚障害】緑内障の点眼液による接触皮膚炎の2例．皮膚病診療，**42**(3)：226-229, 2020.

11）Boyce JM, Kelliher S, Vallande N：Skin irritation and dryness associated with two hand-hygiene regimens：soap-and-water handwashing versus hand antisepsis with an alcoholic hand gel. *Infect Control Hosp Epidemiol*, **21**：442-448, 2000.

12）Patrick DR, Findon G, Miller TE：Residual moisture determines the level of touch-contact-associated bacterial transfer following hand washing. *Epidemiol Infect*, **119**：319-325, 1997.

MB Derma, 322：49-57, 2022.

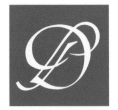

◆特集／コロナ禍の皮膚科日常診療

新型コロナウイルス感染によって生じる皮膚症状（血管障害による皮膚症状）

木下亜衣子*

Key words：COVID-19，SARS-CoV-2，凍瘡様皮疹(pseudo-chilblain, pernio-like, chilblain-like lesions)，川崎病様症状(Kawasaki-like disease)，Ⅰ型インターフェロン(type Ⅰ interferon)，ACE2，COVID-19 関連血栓症

Abstract 　新型コロナウイルス感染症(COVID-19)に伴い，様々な皮膚症状を呈することが報告されるようになった．特徴的なものとして，小児や若年者にみられる凍瘡様皮疹が挙げられ，COVID-19 の症状自体は軽症例であることが多く，その機序としてⅠ型インターフェロン(interferon；IFN)の反応がかかわっていることが推測されている．それに対して，高齢者や重症例にみられる網状皮斑・壊死性病変では，血管内皮障害による血栓形成が関与していることがわかっており，主に 2 つの機序があると考えられている．1 つは ACE2 を介して内皮細胞に直接侵入し，血管内皮障害を起こす機序，もう 1 つはサイトカインストームにより血管透過性が亢進することでその機能を障害する機序である．COVID-19 関連血栓症では，静脈血栓症が多いが，動脈血栓症も稀ではなく，下肢に好発する傾向がある．

はじめに

新型コロナウイルス感染症(COVID-19)は 2019 年 12 月に中国湖北省武漢に端を発した，新型コロナウイルス(SARS-CoV-2)による感染症である．今もなお，世界的な流行をみせており，2022 年 1 月現在においても，収束する気配はまだなさそうである．COVID-19 に伴い，様々な皮膚症状を呈することが知られるようになった．これまでに報告されているものとして，凍瘡様皮疹，紅斑丘疹性病変，蕁麻疹様紅斑，水疱性病変，網状皮斑・壊死性病変，薬疹などがあり[1]，小児においては川崎病様症状を呈した報告もある[2][3]．このうち，凍瘡様皮疹と川崎病様症状は血管炎・血管炎類似病態として，網状皮斑・壊死性病変は血栓症に起因するものと考えられており，いずれも血管障害による皮膚症状であることから，本稿では，

COVID-19 による血管障害の病態とその症状および特徴について述べたい．

また，COVID-19 に伴う血栓症(以下，COVID-19 関連血栓症)は，深部静脈血栓症や肺塞栓といった静脈血栓症が多くみられるものの，動脈血栓症の報告もみられており，決して稀ではない．特に下肢の動脈血栓症では広範囲に壊死をきたし得ることから，皮膚科医も診療に携わることがあると思われる．動脈血栓症については自験例を提示する．

COVID-19 の皮膚症状

Tan ら[4]によるシステマティックレビューによると，皮膚症状を呈した COVID-19 患者 1,211 人のうち，凍瘡様皮疹(40.9%)，斑状丘疹状皮疹(27.9%)，蕁麻疹様皮疹(12.5%)，水疱性皮疹(10.7%)，血管閉塞による皮疹(4.4%)，その他(3.1%)であった．また，Jia ら[5]によるシステマティックレビューによると，皮膚症状を呈した COVID-19 患者 998 人のうち，凍瘡様皮疹

---
* Aiko KINOSHITA，〒270-0121 流山市西初石 3-354-1　初石メディカルモール 103　初石皮膚科クリニック，院長

（40.2％），斑状丘疹状皮疹（22.7％），蕁麻疹様皮疹（8.9％），水疱性皮疹（6.4％），網状皮斑・壊死性皮疹（2.8％），その他および非特異的な皮疹（19.8％）であった．それ以外にも，一症例での報告や多数例を集計した報告があり，それぞれの報告により差はあるものの，凍瘡様皮疹は頻度が高く特徴的と考えられた．

COVID-19 に伴う凍瘡様皮疹

COVID-19 にみられる凍瘡様皮疹は pseudo-chilblain[6]，pernio-like[7]，chilblain-like[8] などいくつかの名称で報告されており，足趾に好発することから COVID toe とされていることもある[9]．寒冷曝露歴がなく，小児や若年者に多くみられ，重篤な肺炎を合併せずに発症するという傾向がある．成人でも類似した皮膚所見がみられることもあるが，こちらは血管内血栓が主体とされ，網状の皮疹や壊死性病変を呈し，高齢者に多く，疾患の程度としては重症例に多くみられていた[6]．Freeman ら[7] によると，凍瘡様皮疹を呈した，COVID-19 患者ないし COVID-19 が疑われる患者 318 人のうち，足のみに症状が出現した例が 84％，手のみが 5.1％，手足の両方にみられた例が 10％であった．小児や若年者に多くみられ，重篤な肺炎を合併せずに発症していた．また，自験例 1 例を含む 7 例について病理組織所見の検討もされており，真皮浅層から深層にかけての血管周囲および汗腺周囲のリンパ球浸潤が多くみられていた．そのほかの所見としては，表皮の海綿状態，基底細胞の空胞変性，表皮ケラチノサイトの壊死などがみられ，5 例には明らかな血管炎や血栓はみられなかった．2 例にリンパ球性血管炎がみられ，このうち 1 例は表皮下水疱，もう 1 例は微小血栓と表皮の壊死を伴っていた．通常，凍瘡の病理組織では，真皮全層性に血管周囲にリンパ球浸潤が認められるが，表皮の変化は目立たないことが多く，この点は相違点かもしれない．しかし，報告がまだ少ないため，組織学的な差異については，今後さらなるが検討が必要である．

凍瘡様皮疹とⅠ型インターフェロン

Ⅰ型 IFN には，13 種類の IFNα と 1 種類の IFNβ などがあり，リンパ球のほか，マクロファージ，血管内皮細胞，繊維芽細胞などから産生され，強い抗ウイルス・抗腫瘍作用を持つ．凍瘡様皮疹とⅠ型 IFN のかかわりについては，その背景として家族性凍瘡様ループス（familial chilblain lupus；FCL）や遺伝性自己炎症性疾患である Aicardi-Goutières 症候群（AGS）などのⅠ型インターフェロン異常症において，凍瘡様皮疹を特徴とする皮膚症状を呈することが知られている．これらは *TREX1* や *RNASEH2A* などの遺伝子変異によりⅠ型 IFN 応答の異常活性化によって発症することがわかっている[10][11]．

COVID-19 の凍瘡様皮疹が小児や若年者に多くみられることについて，Magro ら[12] は，COVID-19 の症状が軽症例に生じる凍瘡様皮疹と重症例に生じる血栓による網状の紫斑は区別するべきとし，両者の病理組織にて Myxovirus resistance protein 1（MXA）の発現を検討した．MXA はⅠ型 IFN により誘導されて発現する蛋白質である．COVID-19 に伴う凍瘡様皮疹では表皮や血管内皮，炎症細胞において MXA の発現がみられたのに対し，血栓による網状の紫斑では陰性だった．このことから，Ⅰ型 IFN の反応による強い免疫応答が起こることにより，凍瘡様皮疹が出現するものの，ウイルスが排除される機構が働いて COVID-19 の症状自体は軽度で済むのに対し，それが起こらないとウイルスの増殖から補体活性化をはじめとした炎症が惹起され，重篤なウイルス感染症を引き起こすとしている．また，Hubiche ら[13] も凍瘡様皮疹と COVID-19 の重症例について *in vitro* で刺激後に IFNα 値を測定し，凍瘡様皮疹を呈した患者のほうがより高い値を示したこと，小児や若年者でより高く，年齢とともに減少する傾向にあったことから，凍瘡様皮疹と COVID-19 の重症度にⅠ型 IFN の反応が関与していると述べている．

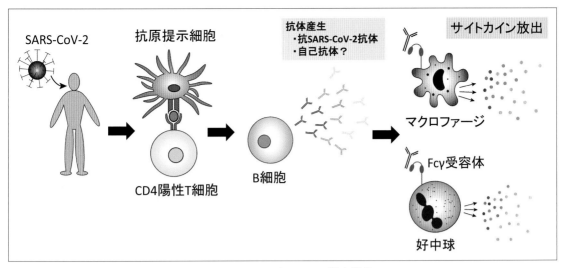

図 1. PIMS-TS/MIS-C の発症機序
感染後, SARS-CoV-2 に対する抗体やそれに交差性のある自己抗体などが産生され,
Fcγ 受容体を介してマクロファージや好中球に結合して炎症性サイトカインを放出させる.

川崎病様症状

　川崎病は, 中〜小血管(筋性血管)を侵す血管炎症候群であり, 粘膜症状として, 眼球結膜の充血, 口腔咽頭粘膜のびまん性発赤, イチゴ状舌, 口唇の潮紅, 皮膚症状としては, BCG 接種痕の発赤を含めた発疹, 急性期にみられる手足の硬性浮腫や手掌足底または指趾先端の紅斑, 回復期の膜様落屑が主要症状に含まれている[14]. 急性期に高サイトカイン血症を引き起こし, 様々な炎症性サイトカインやケモカインの過剰産生, 接着因子の発現増強により血管炎が誘導されると考えられているが[15], その病因や病態はいまだに明らかにはなっていない.

　小児の COVID-19 では重症例は少ないとされるが, 川崎病様症状を呈することが報告され, 欧州では pediatric inflammatory multisystem syndrome temporally associated with SARS-CoV-2 (PIMS-TS), 米国 CDC では multisystem inflammatory syndrome in children(MIS-C)と称している(以下, PIMS-TS/MIS-C). PIMS-TS/MIS-C は SARS-CoV-2 感染の 2〜4 週間後に生じ, 炎症所見(発熱, 皮膚の発赤や粘膜症状), 循環器系障害, 凝固系異常, 消化器症状がみられるとされ

る. 川崎病と比較して, 患者の平均年齢が 8〜9 歳と年長であること, 川崎病はアジア系に多いのに対し, PIMS-TS/MIS-C は黒人, ヒスパニック系に好発する傾向がある. また, 消化器症状や心血管症状, 発疹などの皮膚粘膜所見が高い頻度で観察される[16)〜18)]. Yasuhara ら[18]による 917 例のシステマティックレビューによると, 皮膚粘膜症状については発疹(59%), 結膜炎(57%), 口腔内粘膜症状(42.3%), 四肢末梢の変化(32.9%)とされていた. 具体的な皮膚所見までは記載がなかったが, 臨床症状は川崎病と overlap しているものと考えられる. また, PIMS-TS/MIS-C と川崎病では, いずれも interleukin-6(IL-6)などの種々の炎症性サイトカイン・ケモカインが増加しているが, PIMS-TS/MIS-C の発症機序としては, SARS-CoV-2 感染後に獲得した免疫機構によるものと推測されている(図1). 感染後 2〜4 週後に発症するという点もそれを支持していると思われる. しかし, 自然免疫から獲得免疫に至るまで, 感染した宿主側には様々な反応が起こることから, 色々な可能性が考えられており, その明確な機序についてはまだわかっていない. いずれにしても現時点では, 両者は重複する点があるものの, 異なる疾患であると考えられている[19].

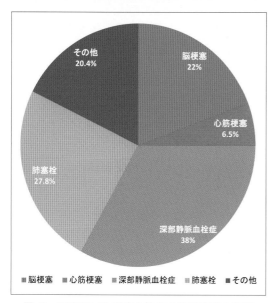

図 2. COVID-19 関連血栓症の発症部位の内訳
（文献 20 のデータより作成）

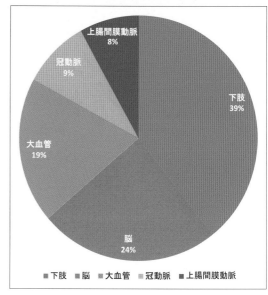

図 3. 動脈血栓症の部位の内訳
（文献 21 のデータより作成）

COVID-19 関連血栓症

COVID-19 関連血栓症に関しては，2021 年に厚生労働省難治性疾患政策研究事業「血液凝固異常症等に関する研究」班，日本血栓止血学会，日本動脈硬化学会の 3 つの組織が合同して調査を行った COVID-19 関連血栓症アンケートが示された[20]。これは，2020 年 8 月 31 日までに入院した COVID-19 患者を対象として全国 111 病院から 6,202 症例について回答を得たものを集計したものである。このうち，血栓症について回答のあった 5,807 例中，108 例（1.86％）に血栓症が発症していた。重症度別にみると，軽症・中等症とされた 5,409 例のうち 31 例（0.57％），人工呼吸器・ECMO 使用中の 385 例のうち 52 例（13.5％）に血栓症を発症していた。

発症部位は（重複回答を可として），脳梗塞 24 例（血栓症症例の 22.2％），心筋梗塞 7 例（6.5％），深部静脈血栓症 41 例（38％），肺血栓塞栓症 30 例（27.8％），その他の血栓症（下肢動脈血栓症や脾梗塞等の記載あり）22 例（20.4％）であった（図 2）。

また，血栓症症例 108 例のうち，全身状態が悪化している時期に血栓症を発症したものが 67 例（62％）であったが，回復期にも 26 例（24.1％）が発症しており，退院後に深部静脈血栓症の発症が 2 例にみられた。これをみると，症状増悪時に発症することが多いものの，回復期にもかなりの数が発症していることがわかる。

動脈血栓塞栓症に関しては，Cheruiyot ら[21]によるシステマティックレビューによると，重症例のうち 4.4％に動脈血栓症が起こり，多くは男性，高齢，基礎疾患を有していた。部位の内訳は，下肢 39％，脳 24％，大血管（大動脈，総腸骨動脈，総頚動脈，腕頭動脈）19％，冠動脈 9％，上腸間膜動脈 8％と下肢動脈に多くみられていた（図 3）。ここで，中等症の COVID-19 患者において急性下肢動脈閉塞を発症した症例を経験したので提示する（図 4）。

血栓症が起こる機序

1．ACE2 を介する血管内皮障害

COVID-19 患者の紫斑部の血管周囲に SARS-CoV-2 のスパイク蛋白の確認がされた症例が報告され[22]，血管内皮細胞に発現している angiotensin converting enzyme 2（以下，ACE2）を介した血管内皮細胞への直接的な感染が示唆されている（図 5-a）。

その病態生理については，射場ら[23]の報告によ

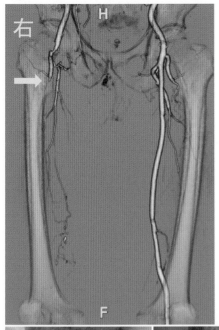

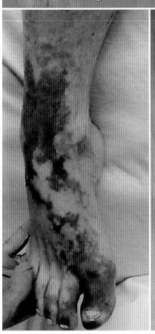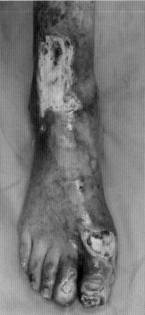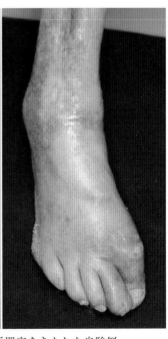

a	
b	c	d

図 4. COVID-19 関連血栓症により急性下肢動脈閉塞をきたした自験例

a：76 歳，男性．中等症の COVID-19 肺炎にて第 7 病日から第 15 病日ま
で当院入院．第 15 病日の朝まで未分画ヘパリンを投与していたが，退院
後に右下肢痛と右下肢冷感が出現．造影 CT にて右浅大腿動脈の閉塞を
認め（矢印），第 16 病日に血栓内膜除去術を施行した．

b：第 19 病日．右下腿から足趾にかけて紫斑を認め，足関節以遠の知覚鈍
麻と下垂足をきたしていた．

c：第 70 病日．発症後の速やかな血栓除去と側副血行路が発達していたこ
ともあり，広範囲の壊死には至らず，局所軟膏処置を継続した．

d：c から半年後．経過中に二次感染を起こしてデブリードマンを要し治
癒遷延していたが，ほぼ上皮化が得られた．

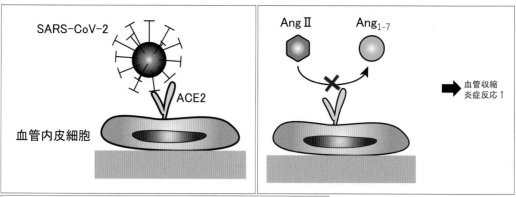

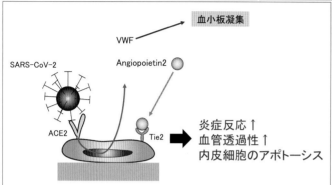

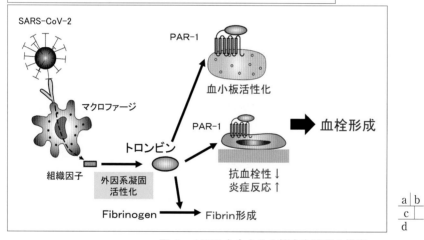

図 5. ACE2 を介する血管内皮障害の機序

a：SARS-CoV-2 は ACE2 を介して血管内皮細胞に感染する.
　angiotensin converting enzyme 2（ACE2）

b：Ang Ⅱから Ang$_{1-7}$への変換が阻害されることで，両者の均衡が崩れて血管収縮および
　炎症反応が惹起され，血管内皮障害を引き起こす.

c：ACE2 を介して血管内皮細胞に感染した SARS-CoV-2 は，内皮細胞から VWF やアン
　ジオポエチン 2 などを放出させ，内皮細胞の炎症や血管透過性の亢進，アポトーシスを
　誘導する.
　von Willebrand factor（VWF）

d：さらに，マクロファージも SARS-CoV-2 のターゲットとなり，組織因子発現を契機に
　外因系凝固の活性化が起こり，トロンビンが生じる.
　その結果，内皮細胞の抗血栓性を低下させ，炎症反応の亢進，血小板の活性化，フィブ
　リン形成が起こり，血栓形成に寄与する.
　protease activated receptor 1（PAR-1）

（文献 23 を参考にして作成）

ると，まず，ACE2 の主な生理機能として，angio-tensin Ⅱ（Ang Ⅱ）を angiotensin$_{1-7}$（Ang$_{1-7}$）に分解することが挙げられるが，SARS-CoV-2 感染によりその発現あるいは活性が低下することで，Ang Ⅱから Ang$_{1-7}$への変換が阻害される．Ang$_{1-7}$は Ang Ⅱのもつ血管収縮や炎症の増強，および血管内皮障害に拮抗する作用をもつが，Ang Ⅱと Ang$_{1-7}$の均衡が崩れることで血管収縮や炎症および血管内皮障害などを引き起こす（図 5-b）．

さらに，血管内皮細胞内の Weibel-Palade body に貯蔵されている von Willebrand factor（VWF）や angiopoietin 2 などを放出させる．VWF は一次止血の際に重要な役割を果たす蛋白質の 1 つであり，血小板粘着・凝集を促進する．また，正常時には angiopoietin 1 と Tie2 が結合し，抗炎症作用やアポトーシス抑制，血管透過性を保持しているが，angiopoietin 2 が Tie2 と結合することにより，その作用と拮抗して炎症の増強や内皮細胞のアポトーシス，血管透過性の亢進を誘導する（図 5-c）．

また，血管内皮細胞だけでなく，マクロファージにも感染することで組織因子（tissue factor：TF）発現に端を発する外因系凝固の活性化が起こり，向血栓性変化へと導く．凝固活性化の結果として生じたトロンビンは，血管内皮細胞と血小板に発現しているトロンビン受容体である protease activated receptor 1（PAR-1）に結合する．その結果，内皮細胞の抗血栓性の低下と炎症の増強，血小板の活性化をきたし血栓形成に寄与することになる．また，高フィブリノゲン血症を惹起することで過剰なフィブリンが生成され，その分解に伴い D-dimer 値が高くなる（図 5-d）．

2．サイトカインストームによる血管内皮障害

COVID-19 患者では，主に IL-6，interleukin-2 receptor（IL-2R），tumor necrosis factor-α（TNF-α），interleukin-1β（IL-1β）などが血中で高値を示すことが報告されており[24]，特に IL-6 は代表的な pro-inflammatory cytokine である．IL-6 は，感染および炎症の早い段階においては血管内皮細胞を活性化する役割を果たす．また，IL-2R

は T 細胞，活性型 B 細胞，単球，NK 細胞，血管内皮細胞の表面にも発現しており，IL-2 はこれらの活性化にも関与している．しかし，COVID-19 ではこれらが過剰に産生され，サイトカインストームの結果，血管内皮の透過性を亢進させてその機能を障害するとされている[25]．

抗凝固療法

抗凝固療法については，国際血栓止血学会の COVID-19 における凝固異常の対処法に関する暫定ガイダンスでは，D-dimer が基準値の 3～4 倍であれば，無症状でも抗凝固療法の施行を推奨している[26]．日本血栓止血学会の提言では[27]，軽症例に対しては，D-dimer の上昇等の血栓症の陽性所見のある場合は，抗凝固薬による血栓症予防療法を考慮する．陽性所見のない場合は，DVT 予防のために継続的な運動，弾性ストッキング着用，あるいは間歇的空気圧迫法（IPC）等の理学的予防法が推奨される．中等症では，我が国でのエビデンスはないものの，臨床症状，D-dimer 値，フィブリノゲン値，血小板数を考慮したうえで，抗凝固療法を実施する，重症ではこれを推奨する，としている．COVID-19 関連血栓症アンケートによると[20]，抗凝固療法は入院患者の 14.6％に実施され，その施行理由の多くは D-dimer 高値や症状の悪化であった．また，血栓症を発症した 108 例中，抗凝固療法施行中にもかかわらず発症した例も 25 例あったことから，重症例における血栓症の頻度は高く，可能な限り，予防的抗凝固療法を施行することが望ましいと考える．それに対して，軽症・中等症患者の多くは抗凝固療法を受けていないと考えられるが，その血栓症発症率が 0.59％であることを鑑みると，多少なりとも出血性合併症のリスクが高まる抗凝固療法は，血栓症の高リスク症例に選択的に実施するのが望ましいとされている．

おわりに

COVID-19 に伴う血管障害による皮膚症状につ

いて，海外では報告が増えており，その発症機序についても検討がなされてきている．しかし，本邦での報告はまだ少なく，今後さらなる症例の集積を行い，予後や治療方針などが明確に示されることが望まれる．

文　献

1) 坂井田高志：COVID-19 に伴う皮膚症状．臨皮，**75**(5 増)：18-22，2021．
2) Akca UK, Kesici S, Ozsurekci Y, et al：Kawasaki-like disease in children with COVID-19. *Rheumatol Int*, **40**(12)：2105-2115, 2020.
3) 若盛ゆき音，我妻隆広，米山俊之ほか：COVID-19 後に小児多系統性症候群および川崎病様症状を呈した小児例．感染症誌，**95**(5)：377-380，2021．
4) Tan SW, Tam YC, Oh CC：Skin manifestations of COVID-19：A worldwide review. *JAAD Int*, **2**：119-133, 2021.
5) Jia JL, Kamceva M, Rao SA, et al：Cutaneous manifestations of COVID-19：A preliminary review. *J Am Acad Dermatol*, **83**(2)：687-690, 2020.
6) Galván Casas C, Català A, Carretero Hernández G, et al：Classification of the cutaneous manifestations of COVID-19：a rapid prospective nationwide consensus study in Spain with 375 cases. *Br J Dermatol*, **183**(1)：71-77, 2020.
7) Freeman EE, McMahon DE, Lipoff JB, et al：Pernio-like skin lesions associated with COVID-19：A case series of 318 patients from 8 countries. *J Am Acad Dermatol*, **83**(2)：486-492, 2020.
8) Fernandez-Nieto D, Jimenez-Cauhe J, Suarez-Valle A, et al：Characterization of acute acral skin lesions in nonhospitalized patients：A case series of 132 patients during the COVID-19 outbreak. *J Am Acad Dermatol*, **83**(1)：e61-e63, 2020.
9) Cappel MA, Cappel JA, Wetter DA：Pernio(Chilblains), SARS-CoV-2, and COVID Toes Unified Through Cutaneous and Systemic Mechanisms. *Mayo Clin Proc*, **96**(4)：989-1005, 2021.
10) 金澤伸雄：AGS，SAVI，FCL/自己炎症性凍瘡様ループス．*MB Derma*，**293**：43-52．2020．
11) Lee-Kirsch MA, Wolf C, Günther C.：Aicardi-Goutières syndrome：a model disease for systemic autoimmunity. *Clin Exp Immunol*, **175**(1)：17-24, 2014.
12) Magro CM, Mulvey JJ, Laurence J, et al：The differing pathophysiologies that underlie COVID-19-associated perniosis and thrombotic retiform purpura：a case series. *Br J Dermatol*, **184**(1)：141-150, 2021.
13) Hubiche T, Cardot-Leccia N, Le Duff F, et al：Clinical, Laboratory, and Interferon-Alpha Response Characteristics of Patients With Chilblain-like Lesions During the COVID-19 Pandemic. *JAMA Dermatol*, **157**(2)：202-206, 2021.
14) 日本川崎病学会，特定非営利活動法人　日本川崎病研究センター，厚生労働科学研究　難治性血管炎に関する研究班：川崎病診断の手引き　改訂第6版，2019．
15) 山本俊幸：COVID-19 の皮膚症状．皮膚病診療，**42**(12)：1034-1040，2020．
16) Kabeerdoss J, Pilania RK, Karkhele R, et al：Severe COVID-19, multisystem inflammatory syndrome in children, and Kawasaki disease：immunological mechanisms, clinical manifestations and management. *Rheumatol Int*, **41**(1)：19-32, 2021.
17) 高橋　啓：小児新型コロナウイルス感染症による川崎病様症状と川崎病．皮膚病診療，**42**(12)：1041-1045，2020．
18) Yasuhara J, Watanabe K, Takagi H, et al：COVID-19 and multisystem inflammatory syndrome in children：A systematic review and meta-analysis. *Pediatr Pulmonol*, **56**(5)：837-848, 2021.
19) Bukulmez H：Current Understanding of Multisystem Inflammatory Syndrome(MIS-C)Following COVID-19 and Its Distinction from Kawasaki Disease. *Curr Rheumatol Rep*, **23**(8)：58, 2021.
20) Horiuchi H, Morishita E, Urano T, et al：COVID-19-Related Thrombosis in Japan：Final Report of a Questionnaire-Based Survey in 2020. *J Atheroscler Thromb*, **28**：406-416, 2021.
21) Cheruiyot I, Kipkorir V, Ngure B, et al：Arterial Thrombosis in Coronavirus Disease 2019 Patients：A Rapid Systematic Review. *Ann Vasc Surg*, **70**：273-281, 2021.
22) Magro C, Mulvey JJ, Berlin D, et al：Complement associated microvascular injury and thrombosis

in the pathogenesis of severe COVID-19 infection : A report of five cases. *Transl Res*, **220** : 1-13, 2020.

23) 射場敏明, 比企　誠：COVID-19 における凝固異常と血栓症. 血栓止血誌, **31**(6)：600-603, 2020.

24) Chen G, Wu D, Guo W, et al：Clinical and immunological features of severe and moderate coronavirus disease 2019. *J Clin Invest*, **130** : 2620-2629, 2020.

25) Pons S, Fodil S, Azoulay E, et al：The vascular endotheliurn : the cornerstone of organ dysfunction in severe SARS-CoV-2 infection. *Crit Care*, **24** : 353-368, 2020.

26) Thachil J, Tang N, Gando S, et al：ISTH interim guidance on recognition and management of coagulopathy in COVID-19. *J Thromb Haemost*, **18**(5)：1023-1026, 2020.

27) https://www.jsth.org/wordpress/wp-content/uploads/2020/05/20200513_2.pdf

MB Derma, **322**：58-65, 2022.

◆特集／コロナ禍の皮膚科日常診療
新型コロナウイルス感染によって生じる皮膚症状（脱毛症）

村上富美子*

Key words：脱毛症（alopecia），男性型脱毛症（androgenic alopecia：AGA），女性型脱毛症（female androgenic alopecia；FAGA, female pattern hair loss；FPHL），COVID-19, 後遺症（after-effect），遷延症状（prolonged sign）

Abstract 2020 年 4 月 22 日〜5 月 15 日の間に新型コロナウイルス感染症（COVID-19 と略す）と診断された 51 名（女性 38 名，男性 13 名）を対象に，自覚する後遺症（息苦しさ，嗅覚・味覚障害，脱毛，その他の症状）について自記式調査用紙でアンケート調査を行い，回答のあった 36 名（71％）の解析を行った．年齢は 21〜61 歳（中央値 41 歳，平均 36.2±10.9 歳）であり，女性 26 名，男性 10 名であった．

脱毛症発症例は 36 名中 16 名（44％）で，性別は女性 13 名，男性 3 名であった．

後遺症の発症時期は，COVID-19 感染後 2 か月以内に発症した症例が 16 名中 13 名（81％）で，5 か月以降に発症している例もあった．

脱毛症が発症した 16 名のうち 7 名（19％）は，12 月（診断後 7 か月）の調査時点で継続していた．20 歳代の継続例はなかった．改善しない 7 名のうち，診察を行った 5 名は AGA であった．

Long COVID（新型コロナ後遺症）として，男性や更年期以降の女性に AGA は発症する可能性がある．

はじめに

新型コロナウイルス感染症（COVID-19 と略す）は，2019 年 12 月以降，中華人民共和国湖北省武漢市において，原因不明の肺炎が複数報告され，その後原因病原体が新型コロナウイルスであることが判明した．わずか数か月で世界的に拡大し，感染拡大状況や重症度が高く死亡者が多数報告されるなど，2020 年 3 月 WHO は，COVID-19 を世界的な大流行（パンデミック）とみなせると表明した．2022 年 1 月現在，オミクロン株による急速な感染拡大が進行し，未だ収束のめどは立っていない．

日本国内では 2020 年 2 月 3 日横浜港に到着した

クルーズ船「ダイヤモンド・プリンセス号」において，新型コロナウイルス陽性者が確認された．当初より当院は横浜市西部の地域中核病院として新型コロナウイルス感染患者の受け入れを行っていた．

2020 年 4 月 20 日，他疾患で当院に入院した患者が退院後に発熱し，新型コロナウイルス陽性が判明したと，受診した先の病院から連絡が入ったことから，当院の濃厚接触該当者に PCR 検査を行ったところ，複数の職員の新型コロナウイルス陽性が判明した．その後，COVID-19 に感染した職員の健康管理の一環として，体調の経過観察のために Long COVID（新型コロナ後遺症）についてのアンケート調査を行った．

後遺症の報告は徐々に増えており，中等症以上の入院患者の後遺症についての報告はいくつかみられる．一方，軽症例の報告は少なく，今回の調

* Fumiko MURAKAMI, 〒241-0811 横浜市旭区矢指町 1197-1 聖マリアンナ医科大学横浜市西部病院皮膚科，部長／聖マリアンナ医科大学皮膚科，特任教授

表 1. 年代別各症状の有無

	20〜29歳	30〜39歳	40〜49歳	50歳〜
人数(n)	12	11	8	5
息切れ				
1. 症状はない(今までない)	11(92%)	9(82%)	5(63%)	2(40%)
2. 以前はあったが,改善した	1(8%)	2(18%)	1(13%)	3(60%)
3. 症状があり今も継続している	0(0%)	0(0%)	2(25%)	0(0%)
嗅覚・味覚障害				
1. 症状はない(今までない)	8(67%)	5(45%)	4(50%)	3(60%)
2. 以前はあったが,改善した	4(33%)	3(27%)	2(25%)	0(0%)
3. 症状があり今も継続している	0(0%)	3(27%)	2(25%)	2(40%)
脱毛				
1. 症状はない(今までない)	10(83%)	6(55%)	2(25%)	2(40%)
2. 以前はあったが,改善した	2(17%)	2(18%)	3(38%)	2(40%)
3. 症状があり今も継続している	0(0%)	3(27%)	3(38%)	1(20%)
その他				
1. 症状はない(今までない)	9(75%)	6(55%)	3(38%)	2(40%)
2. 以前はあったが,改善した	2(17%)	1(9%)	1(13%)	2(40%)
3. 症状があり今も継続している	1(8%)	4(36%)	4(50%)	1(20%)

査対象はほとんど軽症例もしくは無症候例であることから,参考にしていただければ幸いである.

対 象

2020年4月22日〜5月15日の間にCOVID-19と診断された51名に,自覚する後遺症について,2020年9月(診断後4か月目)と同年12月(診断後7か月目)の2回アンケート調査を行った.51名のCOVID-19の重症度は中等症が1名で他は軽症もしくは無症候であった.51名の内訳はPCR(+)の43名(女性33名,男性10名)と,PCR(−)だが明らかにCTで典型的な肺炎像および臨床症状で陽性と診断された8名(女性5名,男性3名)である.

方 法

2020年9月および12月に調査用紙配布し各自記入式で回答を得た.

設問内容は,年齢,性別,職種,息苦しさ,嗅覚・味覚障害,脱毛,その他の症状(例:倦怠感,関節痛,胸痛,皮疹,不安症状等)である.

結 果

51名中回答のあった36名(71%)について解析を行った.

36名の詳細は年齢21〜61歳(中央値41歳,平均36.2±10.9歳),女性26名,男性10名であった.年齢分布は20〜29(20歳代)12名(女性11名,男性1名),30〜39歳(30歳代)11例(女性5名,男性6名),40〜49歳(40歳代)8名(女性6名,男性2名),50歳〜(50歳代以上)5名(女性4名,男性1名)だった.

年代別各症状の有無は表1に示す.

無症候は36名中8名(22%)であり,性別は女性4名,男性4名であった.年代は20歳代3名,30歳代3名,40歳代2名,50歳代以上は0名であった.一方,息苦しさ,嗅・味覚障害,脱毛,その他の症状すべて有したのは36名中4名(女性3名,男性1名)(11%)で,年代は20歳代0名,30歳代1名,40歳代2名,50歳代以上が1名だった.20歳代では2020年12月(感染後8か月)で,ほぼ全員で症状が改善していた.

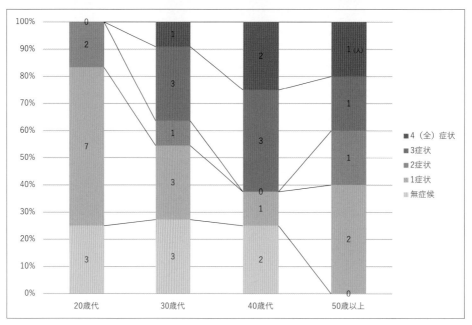

図 1. 年代別重複症状数の割合

「息切れ」については,「症状はない」が 20 歳代 92%,30 歳代 82%,40 歳代 63%,50 歳以上 40% であり,年代が若いほど症状は出現していなかった.40 歳代の 2 名は息切れの症状が継続していた.50 歳以上では症状があったものの全員回復していた.

「嗅覚・味覚障害」については,20 歳代では 67% は症状がなく,33% は改善しており,7 か月以降の継続者はいなかった.30 歳代以上では,「以前はあったが改善した」5 名,「症状があり今も継続している」7 名で,合計 12 名であり,半数程度が発症していた.症状が継続している 7 名のうち 30 歳代 3 名,40 歳代 2 名であり,症状が継続している人は半数であった.50 歳以上は「症状はない」3 名,「症状があり今も継続している」2 名であり,改善例はなかった.

年代別重複症状数の割合は図 1 に示した.無症候は 50 歳以上ではみられなかった.20 歳代では重複は 2 症状までであり,全症状は 30 歳代以上であり,40 歳代以上では複数の症状を有するものが多かった.

脱毛症発症時期と改善・継続期間を図 2 に示す.

脱毛症発症例は 36 名中 16 名(44%)であり,性別は女性 13 名,男性 3 名であった.年代別にみると 20 歳代は 12 名中 2 名(17%),30 歳代は 11 名中 5 名(45%),40 歳代は 8 名中 6 名(75%),50 歳代以上は 5 名中 3 名(60%)であり,20 歳代の脱毛症の発症は少ない傾向にあった.発症時期は COVID-19 感染後 2 か月以内に発症した症例が 16 名中 13 名(81%)だった.感染後 5 か月以降に発症している例もあった.改善例の脱毛持続期間は,1〜2 か月のものが 9 例中 6 例,4 か月以上かけて改善している例は 3 例であった.20 歳代の 2 名は発症後 1 か月で改善していた.脱毛症が発症した 16 名のうち 7 名(19%)は,12 月(診断後 7 か月)の調査時点で継続していた.20 歳代の継続例はなかった.継続例の発症時期は,7 例中 6 例は感染後 2 か月以内に発症していた.

その他の症状は 36 名中 16 名にみられ,複数の症状のある症例もあった.倦怠感 7 名(19%),皮膚症状 7 名(19%),胸痛 5 名(14%),頭痛・関節痛・筋肉痛が 3 名(8%),耳鳴り,記憶障害,不安,睡眠障害が各 1 名(3%)にみられた.継続している症状は倦怠感 2 名(6%),皮膚症状 5 名(14%),胸痛 2 名(6%),筋肉痛が 3 名(8%)にみられた.皮膚症状と筋肉痛は継続している割合が高かった.皮膚症状としては蕁麻疹,皮膚瘙痒症,しもやけ,皮膚の痛み,手足症候群,乾癬悪化な

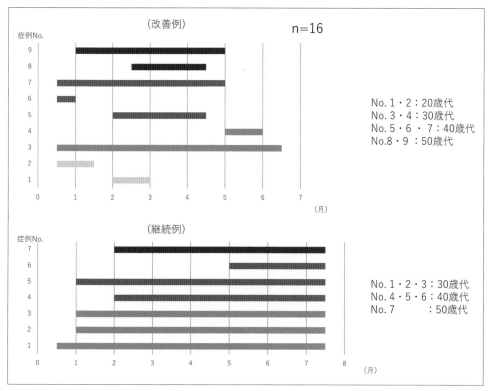

（改善例）　　　　　　　　　n=16

症例No.

No.1・2：20歳代
No.3・4：30歳代
No.5・6・7：40歳代
No.8・9：50歳代

（月）

（継続例）

症例No.

No.1・2・3：30歳代
No.4・5・6：40歳代
No.7　　　：50歳代

（月）

図 2. 脱毛症の発症時期と継続期間

どがあった.

症 例

　脱毛症が継続している 7 名のうち 5 名が皮膚科を受診した.

　症例を提示する.

　症例 1（図 3）：46 歳，女性．COVID-19 の症状は発熱，気管支炎症状があり，その後肺炎の所見あり．味覚・嗅覚障害あり．軽症で自宅療養．2020年 8 月頃（診断後 4 か月）から脱毛が始まった．生え際の後退と両側額部の男性型脱毛にみられるような三角状の脱毛がみられた．また頭頂部の粗糙化もみられた．脱毛は 11 月下旬（診断後 7 か月）に止まった．他の症状として呼吸苦の継続がある．味覚・嗅覚障害は継続していたが 6 月初旬（診断 2か月後）に改善した．月経間隔は延長している.

　症例 2（図 4）：50 歳，女性．COVID-19 は 38℃台の発熱と数日後に味覚障害と背部痛で発症した．軽症で自宅療養．2020 年 7 月（診断後 3 か月）より徐々に脱毛が増えた．頭頂部を中心に全体に粗糙化している．脱毛は 12 月上旬（診断後 8 か月）に

止まった．他の症状として息苦しさは継続していたが 7 月上旬に改善した．味覚・嗅覚障害は継続している．月経間隔は延長している．2021 年 4 月（診断後 1 年）には毛髪量は感染前にかなり近づいた.

　症例 3（図 5）：48 歳，女性．COVID-19 は嗅覚障害のみで発熱はなかった．軽症で自宅療養だった．2020 年 10 月頃（診断後 6 か月）から脱毛が始まった．生え際の後退と M 字型の脱毛がみられ，頭頂部の粗糙化もみられた．脱毛は 12 月下旬（診断後 8 か月）にほぼ止まった．2021 年 5 月頃（診断後 13 か月）には毛髪量もほぼ正常になり終診.

　症例 4（図 6）：37 歳，男性．COVID-19 は微熱と嗅覚障害で発症．軽症で自宅療養．2020 年 6 月（診断後 2 か月）より脱毛が始まった．生え際の軽度後退と側額部の三角状の脱毛あり．頭頂部も粗糙化あり．脱毛は 11 月下旬（診断後 7 か月）に止まった．他の症状として息苦しさは継続していたが，6 月（診断後 2 か月）には改善した．また，嗅覚障害は改善してきているが継続している.

　症例 5：36 歳，男性．COVID-19 は 38℃台の発熱と味覚障害で発症．軽症で自宅療養．2020 年 6

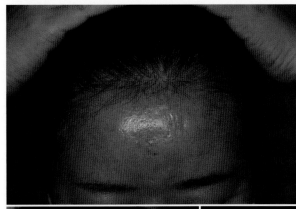

図 3.
症例1(46歳，女性)
生え際の後退と両側額部の男性型脱毛にみられる
ような三角状の脱毛あり．また頭頂部の粗糙化も
みられた．

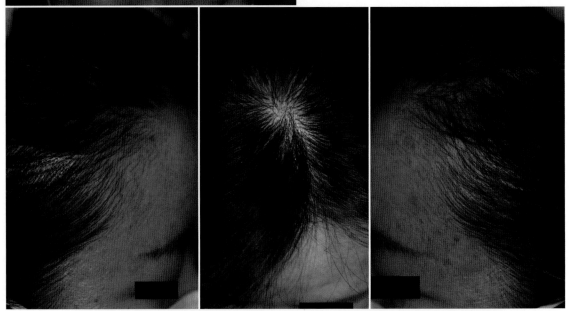

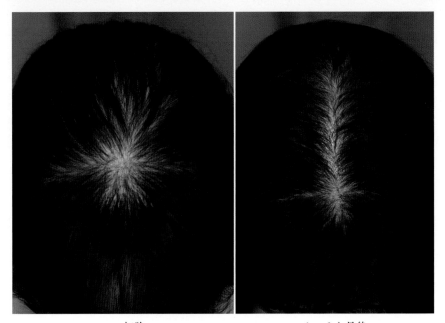

a．初診　　　　　　　　　　　　b．6か月後
図 4．症例2(50歳，女性)
頭頂部を中心に全体に粗糙化している．

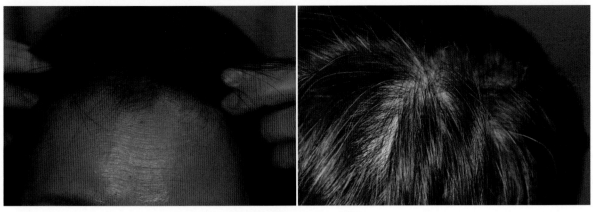

図 5. 症例3(48歳,女性)
生え際の後退とM字型の脱毛あり.頭頂部の粗糙化もある.

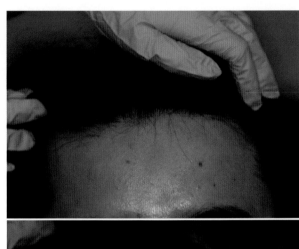

図 6.
症例4(37歳,男性)
生え際の軽度後退と側額部の三角状の脱毛あり.
頭頂部も粗糙化あり.

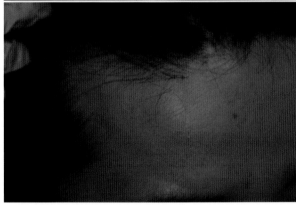
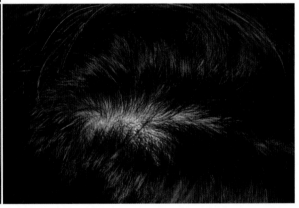

月(診断後2か月)より脱毛が始まった.生え際の軽度後退と側額部の三角状の脱毛あり.頭頂部も粗造化あり.脱毛は11月下旬(診断後7か月)に止まった.他の症状として息苦しさ,味覚・嗅覚障害が以前はあったが,改善している.

治療・経過

症例1~5の治療についてはミノキシジル外用(全員),フィナステリド内服(男性1名),加味逍遙散(女性3名),エクオール(女性1名):加味逍遙散と併用を行った.

考 察

発症数の男女差および年齢分布は当院の就労者の構成割合に比例しており,感染しやすさには関連がないと考える.

COVID-19 の後遺症については，世界中の報告をまとめて解析を行ったレビューがある[1]．中等症以上の対象者が多くを占めるが，そのなかで後遺症の5大症状として全身倦怠感58%，頭痛44%，注意欠陥27%，脱毛25%，呼吸困難24%が挙げられている．

我々の調査では，後遺症のうち最も多いといわれる全身倦怠感は7名(19%)にみられ，そのうち継続しているのは2名(6%)と少なく，軽症例がほとんどのためと思われる．

頭痛についても3名(8%)と少なく，全員が回復している．

呼吸障害については，当初は36名中9名(25%)にみられたが，7か月経過以降も継続していたのは，40歳代の2名(6%)と少なく，軽症例が多いためと思われる．

脱毛は4番目に多い後遺症であり，その詳細については不明であるが，休止期脱毛が主ではないかとの推察が記載されており，脱毛による精神的な影響の指摘はあるが，脱毛は長期的ではあるが回復することから，身体的には問題は解決するとしている．

脱毛について詳細な記載のある文献では，COVID-19 感染後の脱毛症は円形脱毛症[2)3)]，休止期脱毛[4)5)]，男性型脱毛症[6)]，女性型脱毛症[7)]のいずれの報告もある．

後遺症である脱毛症については中国の武漢大学人民病院の退院後の電話による大規模調査が最初の報告[8)]で，それによると，538名(女性293名，54.5%)，年齢の中央値は52.0(41.0〜62.0)歳，そのうち154名(男性12名と女性142名の患者)に脱毛症がみられ，女性におけるこの後遺症の有病率は48.5%と高かった．入院中に42例が出現し，112名の患者が退院後に脱毛症がみられた．30名の患者で，脱毛の症状が改善していた．残念ながら脱毛症の種類についての記載はない．

スペインの COVID-19 入院中の患者では，皮膚科医の診察により男性122名，女性53名のうち男性は79%，女性は42%に AGA がみられたという報告がある[4)]．通常のスペインでの脱毛症は69歳以上の女性の38%に AGA がみられるが，この報告では57%にみられ，高齢女性では AGA が生じやすいと報告している．

COVID-19 の AGA の発症メカニズムについては，循環するアンドロゲンがアンドロゲン受容体(AR)に結合し，それを活性化し，TMPRSS2 転写を促進する．次に，SARS-CoV2 スパイクタンパク質は TMPRSS2 によってプライミングされ，ACE2 受容体との相互作用が宿主細胞に入るのを可能にする．そのためアンドロゲン関連の疾患の悪化の1つとして AGA が生じるのではないかと考えられている[9)]．

フランスからの報告[10)]では，脱毛がみられたのは全体の120名(女性45名，男性75名)の20%(女性20名，男性4名)であり，女性の半数近くにみられている．

また，日本国内では入院治療を行った人を対象にした厚生労働科学特別研究事業の報告[11)]がある．脱毛症は，入院した525例の長期合併症の報告では，退院までに17%，診断後3か月では12%，診断後6か月で10%にみられ遷延する症状の1つと考えられる．年齢分布は自験例とは異なり50歳以上が2/3を占めている．性差についての記載はないため女性の発症しやすさについては不明である．

自験例においては若年の軽症者が中心であるが脱毛症の発症割合は高く，先述の厚生労働科学特別研究事業の報告と同様に若年軽症例においても遷延する後遺症の1つと考えられる．

20歳代では脱毛発症例は少なく全員回復しているが，年齢が高くなるほど脱毛および脱毛以外の複数の後遺症が残り，遷延するので注意が必要である．

今回の自院のアンケート調査で軽症例であっても半数近くに脱毛症を生じており，国内にもかなりの脱毛例が存在すると推察できる．自験例や文献からはメカニズムは不明だが，脱毛症は女性に多く，特に注意が必要と思われる．

AGA は Long COVID（新型コロナ後遺症）とし
て，男性や更年期以降の女性に発症する可能性が
あることを念頭に置く必要がある．

脱毛症は感染後2か月以内に80％以上が発症し
ているが，5か月以降に発症することもあるので
後遺症の発症の有無については長期にわたる経過
観察が必要と思われた．また，脱毛は他覚的にも
わかる症状で，改善までにある程度の期間を有す
ることが多いので精神的な援助も大切である．

脱毛以外の皮膚症状については，長期にわたる
ことが多く，初期症状として皮疹から始まる例が
あるので，患者数の増加する時期には皮膚症状に
ついて注意する必要がある．

おわりに

2回目のワクチン接種後，約1か月後に初回と
同様の脱毛が3名にみられた．接種後8か月経過
している現段階において残念ながら回復の兆しは
みられていない．本人たちの精神的なダメージは
大きかった．ガイドライン[12]に記載のある低出力
レーザーも検討中である．3回目のワクチン接種
後の変化については注意深くフォロー中である．
複数回のワクチン接種により毛根のダメージが大
きくなりはしないか心配である．オミクロン株感
染により発生する症状にも変化がでており，当初
多かった味覚・嗅覚障害は1％となったという．
脱毛についてもウイルスの変異に合わせ変化し，
減少していくことを期待したい．

文　献

1) Lopez-Leon S, Wegman-Ostrosky T, Perelman C, et al：More than 50 long-term effects of COVID-19：a systematic review and meta-analysis. *Scientific Reports*, **11**：16144-16156, 2021.
2) Rossi A, Magri F, Michelini S, et al：New onset of alopecia areata in a patient with SARS-CoV-2 infection：Possible pathogenetic correlations? *J Cosmet Dermatol*, **20**：2004-2005, 2021.
3) Berbert Ferreira S, Gavazzoni Dias MFR, Berbert Ferreira R, et al：Rapidly progressive alopecia areata totalis in a COVID-19 patient, unresponsive to tofacitinib. *J Eur Acad Dermatol Venereol*, **35**：e411-e412, 2021.
4) Cline A, Kazemi A, Moy J, et al：A surge in the incidence of telogen effluvium in minority predominant communities heavily impacted by COVID-19. *J Am Acad Dermatol*, **84**：773-775, 2021.
5) Di Landro A, Naldi L, Glaser E, et al：Pathobiology questions raised by telogen effluvium and trichodynia in COVID-19 patients. *Exp Dermatol*. **30**：999-1000. 2021
6) Bukovac D, Makše U.：Comment on "Androgenetic alopecia present in the majority of patients hospitalized with COVID-19". *J AM Acad Dermatol*, **84**：e51-e52, 2021.
7) Wambier CG, Vaño-Galván S, McCoy J, et al：Androgenetic alopecia present in the majority of patients hospitalized with COVID-19：The "Gabrin sign". *J Am Acad Dermatol*, **83**：680-682, 2020.
8) Xiong Q, Xu M, Li J, et al：Clinical sequelae of COVID-19 survivors in Wuhan, China：a single-centre longitudinal study. *Clin Microbiol Infect*, **27**：89-95, 2021.
9) Mohamed MS, Moulin TC, Schiöth HB：Sex differences in COVID-19：the role of androgens in disease severity and progression. *Endocrine*, **71**：3-8, 2021.
10) Garrigues E, Janvier P, Kherabi Y, et al：Post-discharge persistent symptoms and health-related quality of life after hospitalization for COVID-19. *J Infect*, **81**：e4-e6, 2020.
11) 福永興壱，石井　誠，寺井秀樹ほか：新型コロナウイルス感染症（COVID-19）の長期合併症の実態把握と病態生理解明に向けた基礎研究（中間報告）．厚生労働科学特別研究事業：第39回新型コロナウイルス感染症対策アドバイザリーボード資料5　6.16.2021.
12) 眞鍋　求，坪井良治，板見　智ほか：男性型および女性型脱毛症診療ガイドライン2017年版．日皮会誌，**127**：2763-2777，2017.

MB Derma, **322**：66-72, 2022.

◆特集／コロナ禍の皮膚科日常診療

コロナ禍で話題になった添加物アレルギーについて

矢上晶子*

Key words：新型コロナウイルスワクチン（COVID-19 vaccine），副反応（side effects），添加物によるアレルギー（allergies due to additives）

Abstract コロナ禍の現在，新型コロナウイルスワクチンの接種状況やそれにより誘発される様々な副反応やアナフィラキシーなどは日常的に報道され，我々にとって身近な情報である．当該ワクチンとの関連性が否定できない過敏反応やアレルギー症状は数多く報告されているが，これらのワクチンによる有害事象の発症機序や感作の実態は解明されていない．また，我々の日常生活で使用する日用品や化粧品，スキンケア製品などによる接触皮膚炎や即時型アレルギーなどは，新しい製品の開発とともに現在も発生している．本稿では，新型コロナウイルスワクチンの過敏反応や日用品や化粧品などに含有される添加物によるアレルギーなど，コロナ禍の現在，話題となっている過敏症やアレルギー反応，その原因物質について述べる．

はじめに

令和4年春の現在においても新型コロナウイルス感染症は収束していない．この感染症に対する予防手段であるワクチンには大きな期待が寄せられ，令和3年2月から医療従事者を対象にワクチン接種が始まり，一般の高齢者や若年者に至るまで複数回のワクチン接種が進められている．有害事例として，すでに様々な副反応やアナフィラキシーなどが報告されているが，これらのワクチンによる有害事象の発症機序や感作の実態は解明されていない．また，我々の日常生活で使用する日用品や化粧品，スキンケア製品など皮膚に直接触れる製品にはアレルギーの原因となる添加物が含まれている．消費者は知らず知らずのうちにそれらに感作され，接触皮膚炎を繰り返したり，接触蕁麻疹，さらには原因成分を含有する食材を摂取することによる即時型アレルギー，時にアナフィラキシーなどの重篤な症状が誘発されていることがある．

本稿では，① 新型コロナウイルスワクチンの過敏反応について，② 日常診療で知っておきたい添加物によるアレルギーなど，コロナ禍の現在，話題となっている過敏症やアレルギー反応，その原因物質について解説したい．

新型コロナウイルスワクチンによる過敏症について

現在，我が国で接種されている新型コロナウイルスワクチンは，ファイザー社，武田/モデルナ社，アストラゼネカ社製の3種類であり，これらは発症や重症化を予防する効果が高いとされる．しかしながら，接種後，免疫反応として注射部位の疼痛，発熱，倦怠感，頭痛，筋肉や関節の痛み，寒気，下痢等の症状が起こることは周知の通りである．これらの症状の多くは接種の翌日をピークに発現することが多いが，数日以内に回復していく．また，2回目の接種時には，1回目より強い免疫応答が起こり，発熱や倦怠感などの症状がより出やすくなる傾向があるが，症状には個人差があ

* Akiko YAGAMI，〒454-8509 名古屋市中川区尾頭橋3-6-10　藤田医科大学ばんたね病院総合アレルギー科，教授

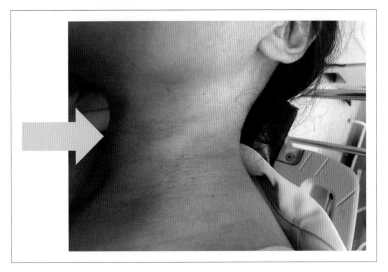

図 1.
新型コロナウイルスワクチン接種後のアナフィラキシー様の症状を呈した症例
ワクチン接種 45 分後（アドレナリン製剤，ステロイド製剤や抗ヒスタミン薬の点滴投与後）の臨床像．
頸部や体幹に痒みを伴う発赤を認め，気分不快感，手足の冷感が誘発されていた．

り，1 回目より 2 回目が必ず強くなるわけではないことや症状がないから免疫がつかないわけではないこと，3 回目接種後の副反応の頻度も 1 回目・2 回目接種後の頻度と大差がないことなどが明らかにされている[1]．これらの副反応と同時に，稀な頻度でアナフィラキシー誘発例が発生していることも報告されている（図 1）．

　一般社団法人日本アレルギー学会は，新型コロナウイルスワクチン接種に対する提言として「新型コロナウイルスワクチン接種に伴う重度の過敏症（アナフィラキシー等）の管理・診断・治療（令和 3 年 3 月改訂）」[2]や Q & A 集[3]を公表している．その見解を具体的に挙げると，学会として，① ワクチン接種を推奨する，② アレルギー疾患の患者でもほとんどの場合ワクチン接種は可能である（食物アレルギーやアトピー性皮膚炎，アレルギー性鼻炎など，喘息以外のアレルギー疾患，また，多くの食物や薬剤など接種するワクチン成分以外のものに対してアレルギーを持つ場合も接種は可能である）ことが示されている．一方，過去に新型コロナウイルスワクチン（mRNA ワクチン）に対してアナフィラキシーなど重いアレルギー反応を起こした者や，同ワクチンに含まれるポリエチレングリコール（polyethylene glycol；PEG）に対して重いアレルギー反応を起こしたことがある者への接種は推奨しない，としている．PEG に対する注意喚起の理由として，新型コロナウイルスワクチンにはアジュバントや保存剤は添加されていない

が，ファイザー社と武田/モデルナ社の mRNA ワクチンは有効成分である mRNA が封入されている脂質ナノ分子を形成する脂質二重膜の水溶性を保持するために PEG が使用されており，主成分である二本鎖 RNA に対する特異 IgE 抗体産生の可能性は否定されてはいないものの，添加物である PEG がアレルギー反応の原因の 1 つではないかと推察されていることが挙げられる．

　PEG はマクロゴールとも呼ばれるエチレンオキシドと水の付加重合体である．ファイザー社と武田/モデルナ社製のワクチンには分子量 2000 の PEG 2000 が用いられており，アストラゼネカ社のワクチンには，PEG と交差反応性を持つが PEG よりも分子量の小さいポリソルベート 80 が添加されている．PEG は，一般に，便秘の治療薬や大腸内視鏡検査前処置用の腸管洗浄剤，薬物動態の安定化のために種々の注射薬などに添加されており，その他，ヘアケア製品や歯磨き粉等の医薬部外品，保湿等を目的に化粧品にも含まれていることから，すでに PEG にアレルギーを獲得している者[4]~[9]がこれらのワクチン接種を受けた際はアレルギー反応が誘発される可能性が示唆されている．また，同学会は，PEG に似た構造を持つポリソルベートに対して重いアレルギー反応を起こしたことがある者へ接種する場合も専門医による適切な評価と，重いアレルギー反応が発症した際に十分な対応ができる体制のもとに限り接種を考慮するべき，という見解を示している．ポリソル

ベートも，医薬品の他，乳化剤などの食品添加物として様々な食品に用いられており，また，日本で既に承認されたポリソルベートを含んでいるワクチンには，沈降13価肺炎球菌結合型ワクチン（プレベナー13），インフルエンザHAワクチン「第一三共」，組換え沈降4価ヒトパピローマウイルス様粒子ワクチン（ガーダシル），乾燥細胞培養日本脳炎ワクチン（エンセバック），5価経口弱毒生ロタウイルスワクチン（ロタテック），不活化ポリオワクチン（イモバックス）など複数が存在し，PEGと同様の可能性が推察されている．しかしながら，PEGやポリソルベートを含む製品によりアレルギー反応が誘発されていても，それらの成分が原因物質として確定診断されていない場合は安易に接種を避けるのではなく，医師に相談するよう勧めている．

ただ，上記のワクチン接種により誘発される反応の発症機序は未だ明らかになっていない．多くの，いわゆる「副反応」とされる症状は，いずれもワクチンの接種数時間から数日後に現れる一過性の現象であり，ワクチンによる正常な免疫応答の一部と考えられている．一方，一般的にアナフィラキシーとされる反応はほとんどが接種後数分ないし十数分以内に現れ，免疫反応を起こす成分またはアジュバントや保存剤などの添加物に対するIgE抗体を介する反応とされるが，ワクチンにおいては，それに含まれる成分に対する特異的IgE抗体の存在を証明できないにもかかわらず，アナフィラキシー様の反応をきたすことがあることも知られている．現状，我々は，新型コロナウイルスワクチンによりアナフィラキシー様の症状が誘発されたと考えられた症例（図1）を経験してもワクチンの成分提供を受けることが困難であるため皮膚テストや血液検査などを実施できない状況が続いている．今後，ワクチンに含まれる成分に対してIgE抗体が産生されているのか，IgE抗体は関与してないのかなどが明らかにされることが望まれる．

これまで報告された新型コロナウイルスワクチ

ンによるアナフィラキシー誘発例の大多数が女性であったことから，化粧品成分などによる経皮感作が既に成立した患者に誘発されていた可能性が否定できないとされており，この説は，原因が確定されていない化粧品や日用品，薬剤による即時型様のアレルギー反応が誘発された症例の原因がPEGであったかもしれないことも示唆していると言えよう．今後，当該ワクチンによる発症機序や感作の実態が解明されることに期待したい．

**コロナ禍で話題になった
添加物アレルギーの成分について**

我々の日常生活で使用する日用品や化粧品，スキンケア製品など皮膚に直接触れる製品にはアレルギーの原因となる様々な添加物が含有されている．それらの添加物の情報や臨床症状，検査法を知っておくことは適切な問診や正しい診断につながる．以下に，日常診療で知っておきたい，アレルギー反応の原因となる日用品や化粧品に含まれる添加物について述べる．

1．メチルイソチアゾリノンやケーソンCG（日用品，香粧品に含まれる防腐剤によるアレルギー性接触皮膚炎）

スキンケア製品や化粧品に広く配合されている防腐剤にイソチアゾリン系の防腐剤成分があり，近年，接触皮膚炎症例の原因物質として報告されてきた[10)11)]．イソチアゾリノンは複素環式化合物の一種で，イソチアゾリン-3-オン（isothiazolin-3-one），イソチアゾロン（isothiazolone）ともいう．家庭用品への使用規制はなく，スキンケア製品，化粧品，さらには工業用品の防腐剤として用いられている．この防腐剤は，様々な製品に「Kathon CG」というブランドネームで配合されていることが多く，これは「メチルイソチアゾリノン（MI）」と「メチルクロロイソチアゾリノン（MCI）」の混合物の商品名である．従来，本邦においては，MIとMCIの混合物（MI・MCI）は0.1％までシャンプーのような洗い流す（リンスオフ）製品には使用できるという規制であったが，MIは

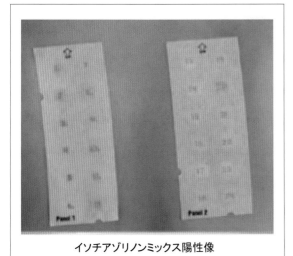

イソチアゾリノンミックス陽性像

図 2. パッチテストパネル（S）（佐藤製薬）
No 17 にイソチアゾリノンミックスが含まれる.

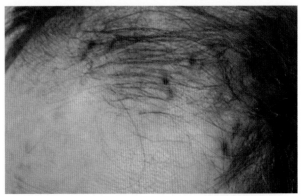

図 3. ヘアカラーによるアレルギー性接触皮膚炎
頭部に広範囲に皮疹を認める.

MCI に比べて感作能が低いと考えられてきたため MI 単独であれば洗い流さない（リーブオン）製品への配合が EU，北米，オーストラリアなどで許可されたという背景があり，本邦でも 2004 年 11 月から MI については，0.01％までクリームや乳液のようなリーブオン製品に配合できるようになった（ただし，口紅のような粘膜使用製品には使用できない）. その後，MI によるアレルギー性接触皮膚炎症例の報告が続いたため，現在，本邦において化粧品への配合は自粛される方向である.

当該成分によるアレルギー性接触皮膚炎の臨床症状は多彩である. 頭皮や顔面，頸部などに慢性的な湿疹病変を繰り返すが，使用者がかぶれていることに気が付かず製品の使用を続けていることも本成分による接触皮膚炎の特徴の 1 つと言えよう. スキンケア製品，化粧品，日用品によるアレルギー性接触皮膚炎が疑われる際には，この防腐剤を含有した製品を使用していないかを患者に確認すること，本成分を含むパッチテストパネル（S）（佐藤製薬）を用いたパッチテストを実施することが確定診断に繋がる（図 2）.

2．*para*-phenylenediamine（ヘアカラー剤によるアレルギー性接触皮膚炎）

ヘアカラーによるアレルギー性接触皮膚炎は以前から一定のユーザーに引き起こされてきたが，現在もその発症率は下がっておらず[12]，患者のなかにはヘアカラーにより頭部に湿疹を繰り返し重症化したり，頭部に限らず全身に湿疹が誘発され苦慮している患者が少なくない（図 3）. このアレルギー性接触皮膚炎は，永久染毛剤中の酸化染毛剤である *para*-phenylenediamine（PPD）やその類縁化合物で引き起こされる. パラアミノ基を有する化学物質と交差反応を示す症例があり，染毛剤関連成分の *p*-toluenediamine，*p*-aminodiphenylamine，2,4-diaminoanisole，p-aminophenol などの成分との交差反応性が知られる. その他，ベンゾカイン，プロカイン，ハイドロキノンとの交差反応も知られている. また，植物性染料の「ヘナ」と呼ばれるヘアダイやヘナタトゥにも PPD が含有されていることがあり注意が必要である. また，アナフィラキシーショックなどの即時型反応を生じることもある. よって，ヘアカラー後の"かぶれ"や"かゆみ"などの症状を放置することなく，医療機関を受診する，もしくは，ヘアカラー前にはセルフテストを実施するよう，今後も，より広く消費者に啓発活動を行うことが望まれる.

3．ロドデノール（美白剤による脱色素斑）

2013 年に美白成分を含有した化粧品により生じた脱色素斑が社会問題となった[13]. この脱色素斑は，ロドデノール含有化粧品の使用後に発症し，主として使用部位である顔面，頸部，前腕，手背，手指の間の水かき部位に白斑病変を生じていた. 初期は点状の脱色素斑で始まるが，徐々に融合し完全脱色素斑や不完全脱色素斑を呈することが特徴的であった（図 4）. ロドデノール含有化

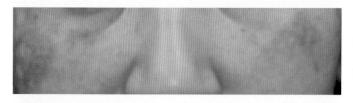

図 4.
ロドデノール誘発脱色素斑
両頬に不完全な脱色素斑を認める.

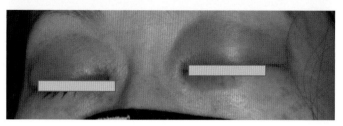

図 5.
石鹸に含まれた加水分解コムギ末による
小麦アレルギー
パン摂取後に誘発された著しい眼瞼腫脹

粧品の利用者は約80万人とされ，脱色素斑を発症した症例は約2万人（製造販売業者発表），発症率は約2.3%とされている．原因成分であるロドデノールを含む製品を使用した部位に脱色素斑が誘発され，使用中止により色素斑の拡大が停止もしくは改善した症例が多くを占めていた．

脱色素斑の原因物質であるロドデノールは，一般名称を4-(4-ヒドロキシ)-2-ブタノールというフェノール誘導体の一種で，チロシナーゼ活性抑制，チロシナーゼ分解，ユーメラニン生成抑制として作用する物質であり，チロシナーゼと結合することによってロドデノール代謝物が生成され，この代謝物が過剰に生成することによりメラノサイトの傷害が生じることから脱色素斑が誘導されたことが明らかにされている[14]．また，症例のなかには塗布していない部位，例えば，背部や臀部などに白斑が発生した症例もあった．

治療法としては，ステロイド外用薬，タクロリムス外用薬，ビタミンD3外用薬，紫外線治療などが行われ，当該化粧品の使用を中止し各種外用薬，紫外線治療により軽快した患者が多い．一方，臨床症状から尋常性白斑との鑑別が困難であることや当該化粧品を使用した消費者の2%のみが脱色素斑を生じたと推計されること，また，現在も脱色素斑に苦慮している消費者も存在することから，今後も，病態解明は必要であり，より安全な化粧品の開発や脱色素斑の治療法の確立が望まれる．また，我々医療者は，このような予期しない皮膚障害を常に想定し，早期に症例を発見できるよう診療を行っていくことが大切である．

4. 石鹸に含まれた加水分解コムギ（グルパール19S）（加水分解コムギ末による経皮感作に基づいた即時型アレルギー）

2011年頃から，本邦では，加水分解コムギを含有した石鹸使用者において小麦摂取後に全身性の即時型アレルギーが誘発された症例が大規模に生じ社会問題となった[15)16)]．死亡例はないが，多くの症例が小麦製品摂取後に著しい眼瞼腫脹や全身蕁麻疹，呼吸困難，アナフィラキシーショックが誘発された（図5）．問題となった石鹸にはグルパール19Sという名称の加水分解コムギ末が使用されており，当該石鹸を使用して洗顔を行うことにより加水分解コムギ末による経皮もしくは経粘膜感作を生じ，特異IgE抗体が体内に産生され，グルパール19Sが再び皮膚に接触することで接触蕁麻疹を，あるいはコムギ食品（パン，ピザ，麺類など）を摂取した後に蕁麻疹やアナフィラキシーを起こしたと考えられている．グルパール19Sは，グルテンを酸と熱で加水分解することで脱アミド化が起こり抗原性を獲得したと考えられている．

加水分解コムギは，小麦グルテンを酸やアルカリ，酵素などにより加水分解して作られたものであり，化粧品に添加すると高い保湿性を発揮することから広く利用されてきた．これまでの加水分解コムギによるアレルギーの報告は欧米で散見される程度であり重篤かつ大規模なものはなかったが，本邦では当該石鹸の購入者が非常に多く，個々のユーザーが継続的に使用を続けたこと，また，洗顔石鹸という用途で使用したため眼や鼻の粘膜に付着し長期にアレルゲンにさらされたこ

と，石鹸の主成分である界面活性剤が皮膚のバリア機能を障害しアレルゲンが吸収されやすかったことなどが，大規模な皮膚障害事例の発生に至った要因とされる．患者の多くは20〜60歳代の女性であった．本事例の特徴は，① 多くの症例がコムギ摂取後に著しい眼瞼浮腫などの顔面症状を経験していた．一方，石鹸使用時には使用部位であった顔面には症状を自覚していなかった症例が約3割存在していた．② コムギ摂取後の症状は重症例が多く，25％がショック症状，52％はこれを含むアナフィラキシー症状を呈していた．③ 従来のコムギ依存性運動誘発アナフィラキシーと比べ，運動依存性が低く家事程度の動作や運動をしない状態でも症状が誘発された症例があった．④ 既往歴としてのアトピー性皮膚炎や手湿疹などのバリア機能障害を有する疾患の相関性は明らかではなかった．その後，疫学調査や注意喚起が行われ，現在，本事例はほぼ収束している[17]．

本事例のような経皮経粘膜感作による食物アレルギーでは，患者は日常的に使用している石鹸による臨床症状がないまま，突然小麦製品摂取後にアナフィラキシーショックなどが誘発されていた．この事例においても，日常的に使用する日用品や化粧品により予期しない皮膚障害事例が発生する可能性があること，このような発症機序の食物アレルギーが誘発されることを認識したうえで診療にあたりたい．

5．コチニール色素やカルミン（化粧品により経皮感作され発症したコチニール色素による食物アレルギー）

コチニール色素は，化粧品を使用する世代の女性に多い即時型アレルギーの原因物質である．この化粧品に含まれるコチニールという赤色の色素は，サボテン等に寄生するカイガラムシ科エンジムシの一種であるコチニールカイガラムシの雌を原料とする天然の色素成分である．熱湯で殺した虫を天日で乾かし，熱湯もしくは熱湯を含んだエタノールで抽出して得られたものが『コチニール色素』であり，色素の主成分は『カルミン酸』であ

る．これらは着色料として食品，医薬品，化粧品，染色用染料として広く用いられている．同様の色素にカルミンがあり，これはカルミン酸のアルミニウムレーキ化合物またはアルミニウム・カルシウムレーキ化合物であるが本邦では食品への使用は許可されていない（諸外国では可）．

これまで本邦においてコチニール色素を含有した食品を摂取した後にアナフィラキシーショックなど重篤な即時型アレルギー反応が誘発された症例は化粧を施す世代の女性（20〜50歳代）に限られていたことから，その発症機序は口紅や頬紅などの化粧品に含まれた本色素により経皮感作が成立し，その後，食品として赤いカンパリソーダ（現在は添加されていない），赤い色のジュース，マカロン，ウインナーなどに含まれるコチニール色素を摂取した際に即時型アレルギー反応が惹起されたと推察されている[18]．また，本疾患の特徴として，それらの食品摂取後に誘発された症状が蕁麻疹に限らず呼吸困難，顔面腫脹，血圧低下など比較的重篤であったことが挙げられる．

コチニール色素の抗原については，① コチニール色素に含まれる39〜45 kDaのタンパク質に特異的なIgE抗体が関与している可能性が高い，② 蜂抗原のホスホリパーゼ類と相同性の高い，③ コチニールカイガラムシに含まれる38 kDaのタンパク質（CC38K）が主抗原である[19]，などが報告されている．またタンパク質を除去した精製カルミン酸でも好塩基球細胞を用いた *in vitro* の実験でヒスタミン遊離が起きた[20]との報告もある．

今後も，コチニール色素を含んだ化粧品の使用におけるアレルギー発症のリスクには注意が必要であり，誘因不明の即時型アレルギーが誘発された症例には使用している化粧品に同色素の含有の有無を確認することが勧められる．

おわりに

本稿では，コロナ禍において，新型コロナウイルスワクチンによるアナフィラキシーを含めた過敏反応について，また，日常診療で知っておきた

い，様々な製品に含まれるアレルギーの原因となる添加物について解説した．患者への情報提供や診療の一助となれば幸いである．

文　献

1) https://www.mhlw.go.jp/stf/seisakunitsuite/bunya/vaccine_hukuhannou.html
2) JSA2021COVID-19 ワクチン_アナウンスメント_210312 改訂.pdf(jsaweb.jp)
3) COVID-19 ワクチン接種に関する学会声明について Ver.2 0823(2).pdf
4) Bennett CL, Jacob S, Hymes J, et al：Anaphylaxis and hypotension after administration of peginesatide. *N Engl J Med*, 2014；**370**(21)：2055-2056.
5) Ganson NJ, Povsic TJ, Sullenger BA, et al：Pre-existing anti-polyethylene glycol antibody linked to first-exposure allergic reactions to pegnivacogin, a PEGylated RNA aptamer. *J Allergy Clin Immunol*, **137**(5)：1610-1613 e1617, 2016.
6) Lu IN, Rutkowski K, Kennard L, et al：Polyethylene glycol may be the major allergen in depot medroxy-progesterone acetate. *J Allergy Clin Immunol Pract*, **8**(9)：3194-3197, 2020.
7) Sellaturay P, Nasser S, Ewan P：Polyethylene glycol-Induced systemic allergic reactions(anaphylaxis). *J Allergy Clin Immunol Pract*, **9**(2)：670-675, 2021.
8) 長岡悠美，夏秋　優，山西清文：ホーリン® V 膣用錠に含まれるマクロゴール 6000 によるアナフィラキシーの 1 例. 皮膚の科学, **9**(5)：462-464, 2010.
9) 大内祥平，荻山秀治，筒井秀作ほか：経口腸管洗浄剤の含有成分マクロゴール 4000 によるアナフィラキシーショックの 1 例. 日消誌, **116**(4)：330-335, 2019.
10) Aerts O, Baeck M, Constandt L, et al：The dramatic increase in the rate of methylisothiazolinone contact allergy in Belgium：amulticenter study, *Contact Dermatitis*, **71**：41-48, 2014.
11) Lundov MD, Morten S, Opstrup MS, et al：Methylisothiazolinone contact allergy-agrowing epidemic. *Contact Dermatitis*, **69**：271-275, 2013.
12) Ito A, Nishioka K, Kanto H, et al：A multi-institutional joint study of contact dermatitis related to hair colouring and perming agents in Japan. *Contact Dermatitis*, **77**：42-48, 2017.
13) ロドデノール含有化粧品の安全性に関する特別委員会，伊藤明子ほか：ロドデノール誘発性脱色素斑症例における三次全国疫学調査結果, 日皮会誌, **125**(13), 2401-2414, 2015.
14) Ito S, Okura M, Nakanishi Y, et al：Tyrosinase-catalyzed metabolism of rhododendrol(RD)in B16 melanoma cells：production of RDpheomelanin and covalent binding with thiol proteins, *Pigment Cell Melanoma Res*, **28**：296-307, 2015.
15) Fukutomi Y, Itagaki Y, Taniguchi M, et al：Rhinoconjunctival sensitization to hydrolyzed wheat protein in facial soap can induce wheat-dependent exercise-induced anaphylaxis. *J Allergy Clin Immunol*, **127**：531-533, 2011.
16) Nakamura M, Yagami A, Hara K, et al：A new reliable method for detecting specific IgE antibodies in the patients with immediate type wheat allergy due to hydrolyzed wheat protein：Correlation of its titer and clinical severity. *Allergol Int*, **63**：243-249, 2014.
17) http://www.jsaweb.jp/modules/news_topics/index.php?page=article&storyid=114
18) 原田　晋ほか：フランス製菓子赤色マカロン摂食後に生じた，コチニール色素によるアナフィラキシーの 2 症例. *J Environ Dermatol Cutan Allergol*, **8**(3)：180-186, 2014.
19) Ohgiya Y, Arakawa F, Akiyama H, et al：Molecular expression and characterization of a major 38-kd cochineal allergen. *J Allergy Clin Immunol*, **123**：1157, 2009.
20) Sugimoto N, Yamaguchi M, Tanaka Y, et al：The basophil activation test identified carminic acid as an allergen inducing anaphylaxis. *J Allergy Clin Immunol Pract*, **1**：197, 2013.

MB Derma, **322** : 73-81, 2022.

◆特集／コロナ禍の皮膚科日常診療

コロナ禍の皮膚科診療への影響
―新型コロナウイルス感染拡大第1波(令和2(2020)年3～6月)における外来診療の状況調査―

岩澤うつぎ*

Key words：新型コロナウイルス感染症(COVID-19)，アンケート調査(questionnaire survey)，減収(decrease in sale)，個人用防護具(personal protective equipment；PPE)，オンライン初診(online initial consultations)

Abstract　新型コロナウイルス感染第1波における皮膚科診療への影響を調査するために，日本臨床皮膚科医会(日臨皮)は「コロナ禍での皮膚科診療の現状についての調査」を行った．調査方法は日臨皮会員を対象にアンケート調査として実施した．
　調査内容は新型コロナウイルス感染第1波の令和2(2020)年3～6月の，1)1か月の受診患者数，総収入，診療日数，2)診療の実際(電話等初診・再診など)，3)交付金・助成金・融資などの申請状況，4)感染予防に必要なマスク・消毒用アルコール・フェイスシールド等の充足状況について，5)各医療機関における感染予防対策，6)「コロナ禍」における皮膚疾患に関する設問等々の調査を実施した．

はじめに

　新型コロナウイルス感染症が猛威を振るい，日本中に感染が拡大し始めたのが令和2(2020)年初頭であった．いわゆる第1波である．4月7日に東京，神奈川，埼玉，千葉，大阪，兵庫，福岡の7都府県に緊急事態宣言が発令され，引き続き4月16日には対象が全国に拡大した．2020年4月，5月の医療機関は，「不要不急の外出は避けて」という政府からの新型コロナウイルス感染拡大予防のスローガンの影響を大きく受け，患者の「受診控え」もあり，月々の患者数・総収入が大きく減少した．この第1波での影響の実態を把握するために，日本臨床皮膚科医会(以下，日臨皮)では，「コロナ禍での皮膚科診療の現状についての調査」を行った．調査方法は日臨皮会員を対象にアンケート調査として実施した．アンケート結果については日本臨床皮膚科医会雑誌に投稿されている

* Utsugi IWASAWA, 〒150-0013 東京都渋谷区恵比寿2-34-10　東京都立広尾病院皮膚科，部長/日本臨床皮膚科医会，常任理事

が[1]，今回は結果を抜粋してコロナ禍の皮膚科診療への影響について述べる．

　新型コロナウイルス感染第1波の2020年3～6月の，1)1か月の受診患者数，総収入，診療日数，2)診療の実際(電話等初診・再診など)，3)交付金・助成金・融資などの申請状況，4)感染予防に必要なマスク・消毒用アルコール・フェイスシールド等の充足状況について，5)各医療機関における感染予防対策，6)「コロナ禍」における皮膚疾患に関する設問等々の調査を実施した．

調査方法

　調査期間は2020年11月1か月間．対象は日臨皮会員(4,579名)で，郵送による記入式アンケートを実施した．

調査結果

【回収率】
16.7%(回収数：764)
【回答者背景】
• **男女比**　59.3：40.7

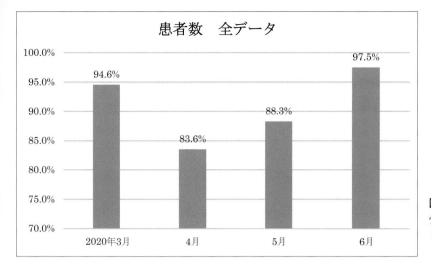

図 1.
受診患者数の推移：全データを母集団
とした場合（前年同月比）

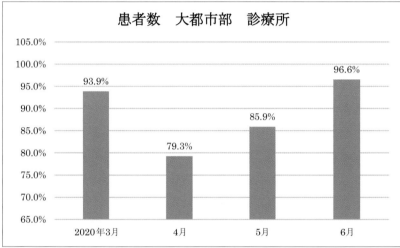

$\dfrac{a}{b}$

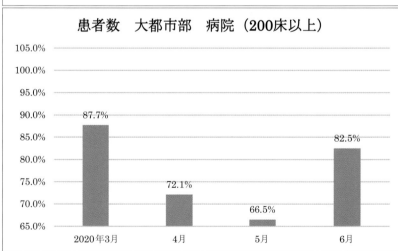

図 2.
受診患者数の推移
　　a：大都市部における診療所集計
　　　（前年同月比）
　　b：大都市部における 200 床以上
　　　の病院集計（前年同月比）

・**年　齢**　30 歳代以下：2.3%（18），40 歳代：19.2%（148），50 歳代：33.8%（260），60 歳代：30.0%（231），70 歳代以上：14.7%（113）

・**所属医療機関の区分**　診療所：84.4%（647），

病院（一般病床 200 床未満）：2.5%（19），病院（一般病床 200 床以上）：12.4%（95），その他：0.8%（6）

・**所属医療機関のエリア**　大都市部（東京 23 区

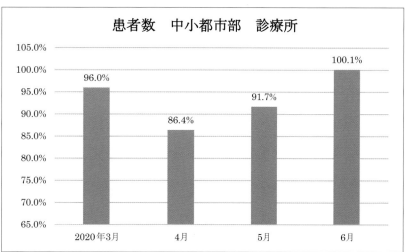

$$\frac{c}{d}{e}$$

患者数　中小都市部　診療所

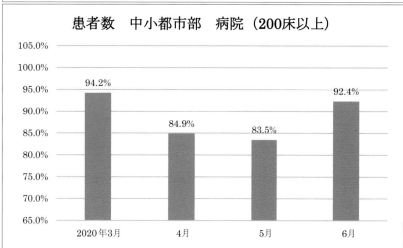

患者数　中小都市部　病院（200床以上）

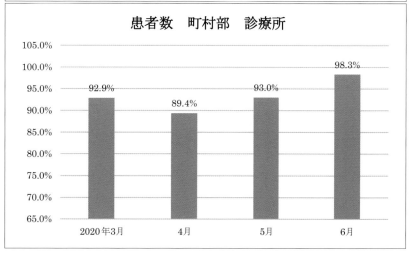

患者数　町村部　診療所

図 2.
つづき
　c：中小都市部における診療所集
　　計（前年同月比）
　d：中小都市部における 200 床以
　　上の病院集計（前年同月比）
　e：町村部における診療所集計
　　（前年同月比）

および政令指定都市）40.5%（310），中小都市部
（政令指定都市以外）51.8%（397），町村部 7.7%
（59）

【患者数・総収入についての設問】
設問　2020 年 3～6 月までの 1 か月間の患者数・

総収入の推移を，昨年同月を 100% としその増減
を％でお教えください．
　＜受診患者数の推移＞
・全データを母集団とした場合（以下，全体）（図
　1），2020 年 3 月は 94.6%，4 月は 83.6%，5 月

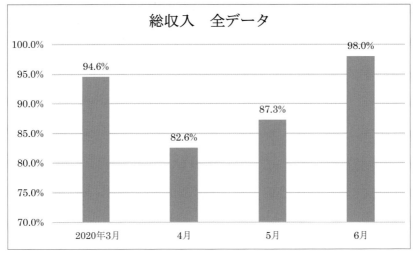

図 3. 総収入の推移：全データを母集団とした場合(前年同月比)

は 88.3%，6 月は 97.5%となり，減少率は 4 月
で 17.4%，5 月は 11.7%であり，大きな影響が
出ている．
- エリア別に施設別の集計では(図 2-a, b)，大都
市部においては，診療所と病院(200 床以上)が
4 月，5 月の落ち込みがより激しく，病院(200
床以上)は昨年比で約 1/3 であった．一方，中小
都市部においては，全体に比べ緩徐な落ち込み
であった(図 2-c, d)．町村部では診療所(図 2-
e)，病院(200 床以上)とも，全体に比べさらに
緩徐な落ち込みにとどまった．

＜総収入の推移＞
- 全体では(図 3)，2020 年 3 月は 94.6%，4 月は
82.6%，5 月は 87.3%，6 月は 98.0%となり，
患者数の推移とほぼ同様の傾向を示した．
- エリア別に施設別の集計を行ったが(図 4)，大
都市部においては，診療所が患者数の推移とほ
ぼ同様の傾向を示したが(図 4-a)，病院(200 床
以上)は 4 月，5 月で大きな減少を認め，6 月に
なっても 15.4%減である(図 4-b)．一方，中小
都市部においては，診療所，病院(200 床以上)
とも 4%と，全体に比べ緩徐な落ち込みであっ
た(図 4-c, d)．町村部の診療所では全体に比
べ，さらに緩徐な落ち込みにとどまった(図 4-
e)．

【診療の実際に関する設問】
厚生労働省は，新型コロナウイルス感染症が収
まるまでの期間限定の措置として，電話等(電話
や情報通信機器)を用いた診療において，2020 年
2 月 28 日から電話等再診料，また，4 月 10 日から
初診料(214 点)の算定が可能(受診歴のない患者
に対しても)になった．

＜電話等を用いた診療依頼に対し，どのような
対応をしたか(複数回答可)＞
- 定期的に通院する患者に，処方箋の交付をした
(処方箋の郵送や FAX での送付)：50.4%(375
施設，以下同様)，当院の受診を勧めた 40.2%
(299)，診断し処方箋の交付をした(処方箋の郵
送や FAX での送付)12.2%(91)が上位を占め
る．皮膚慢性疾患で定期的に受診している患者
には処方箋の郵送等を行うが，初診または新た
な症状の際は受診を勧めていることがうかがえ
る．

【感染予防に対する設問】
感染予防対策としてマスク，消毒用アルコール，
手袋，フェイスシールドなどを使用したが，充足
状況や工夫したことなどを確認した．

＜感染予防に必要な備品の充足について＞
- マスク：当時多くの施設での不足は深刻だった
ものの，調査時にはかなり充足してきたようで
ある．施設別の解析でも，同様の傾向があり，
「不足」は診療所 69.8%，病院(200 床未満)

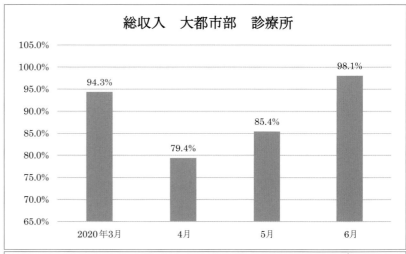

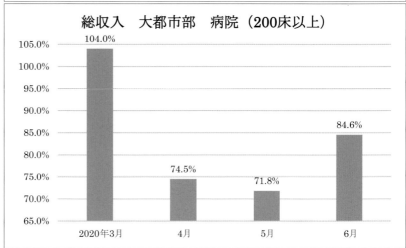

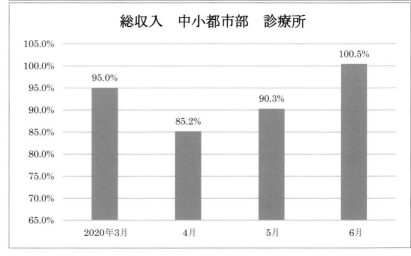

図 4.
総収入の推移
　a：大都市部における診療所集計
　b：大都市部における 200 床以上
　　の病院集計
　c：中小都市部における診療所集
　　計

　68.4%，病院（200 床以上）が 72.6% であった．

フリーコメント（一部抜粋）：
・マスクは洗って何度も使用した．
・地区医師会，市からマスクが配布されて大変助

かった．
・マスクを卸しに注文しても全くなく，市中の
　スーパーなどで何とか見つけて購入した．
・N95 マスク：使用してないが 61.1% と最も多

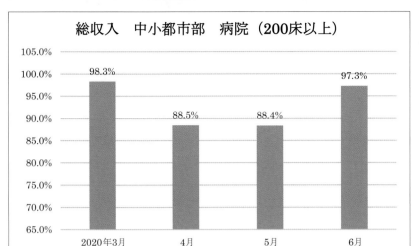

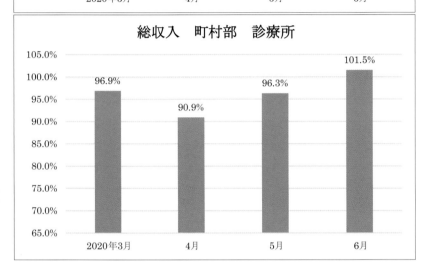

$\dfrac{d}{e}$

図 4.
つづき
　d：中小都市部における 200 床以
　　上の病院集計
　e：町村部における診療所集計

かった．「不足」は病院（200 床以上）で 55.8％と
深刻であったが，調査時には充足していること
がうかがわれる．

• **消毒用アルコール**：調査時にはほぼ充足してい
るものの，「不足」は 70.3％（診療所：71.1％，
病院（200 床以上）：60.0％）であったが，調査時
には充足していた．

フリーコメント（一部抜粋）：

・アルコールは医療用でないものを買ってしのい
だ．それさえも一時的に不足した．

・医師会からのマスクや消毒用アルコールの提供
あり．国からのアルコールの提供は助かった．

・医師会よりマスク，消毒の支援があった．大変
助かった．

• **フェイスシールド**：「使用していない」が全体で
36.4％であり，その多くは診療所であった．病

院での「不足」は病院（200 床未満）44.5％，病院
（200 床以上）が 63.1％と，病院での不足が目
立ったが，調査時にはほぼ充足していた．

フリーコメント（一部抜粋）：

・4，5 月頃マスクは不足し心配したが，現在は不
安なし．フェイスシールドは用意したがほとん
ど使用していない．

・フェイスシールドとマスクは自分で調達した
（病院）．

・医師会を通じて，マスク，手袋，ガウン，フェ
イスシールドの供給は助かった．

・皮膚科は近接して視診，触診が原則で現在もそ
の姿勢でやっている（手袋も左手のみにして右
手は触診のため使用せず．フェイスシールドは
やっていられない）．マスクは 6 月頃までは不織
布も何度か洗って使用．従業員にはあまり強制

できないので，一番，自分がマスク，手袋を使いまわしていた．現在はそういうことはない．
・フェイスシールドは手作り（ラミネートフィルムとパンツゴムで作成）したので不足しなかった．
• **手袋（ゴム・プラスチック等）**：全体で「不足しなかった」が28.2%であった．診療所においては25.1%，「不足」したが51.9%．さらに調査時の「現在も不足している」が20.1%と，充足には至っていない．一方病院では「不足しなかった」が約5割と大きな「不足」はなかった．

フリーコメント（一部抜粋）：
・手術用手袋の欲しいサイズがなく小さいものを使用している．
・使い捨て手袋の価格が4，5倍高くなった．
・正規ルート（医療品供給）はほとんど不可で，ネットで購入した．
・プラスチック手袋は現在も注文を断られる状況．なくなると街のドラッグストアで購入するしか方法がないことがある．
• **ガーゼ**：全体で「不足しなかった」が38.5%（診療所：36.9%，病院（200床未満）：44.4%，病院（200床以上）：46.7%）であった．一方で「不足」は全体で47.1%（診療所：50.4%，病院（200床未満）：38.9%，病院（200床以上）：39.1%）と不足はしていたものの，調査時にはほぼ充足していた．

フリーコメント（一部抜粋）：
・ガーゼ以外，深刻な状態であったが，医師会の配給によりどうにかなった．
・ガーゼが完全になくなり，手術を中止せざるを得なくなった．
・ガーゼが不足して熱傷や創傷の患者の対応に困った．
• **長袖ガウン**：「使用していない」が全体で55.0%，診療所で63.1%であった．「不足」は病院（200床未満）で41.1%，病院（200床以上）において59.7%とやや深刻であった．

フリーコメント（一部抜粋）：
・医師会を通じて，マスク，手袋，ガウン，フェイスシールドの供給は助かった．
・ガウンは手作りしている．
・ガウンは袖なしですが，ゴミ袋で代用した．
・ガウン，手袋はどこからも入らず，手術はほとんど中止した．

【「コロナ禍」における皮膚疾患に関する設問】
明らかにマスク等によると思われる，顔面の皮膚障害の患者を経験したか，またその症状は？（複数回答可）
• 明らかにマスクが関連している顔面の皮膚障害に関して，「かなり多く経験した」が33.6%，「多く経験した」の53.8%と合わせて87.4%の医療機関で多く経験していた．
• その症状は，「湿疹・皮膚炎」が94.4%，「痤瘡・毛包炎」が91.2%，「口唇炎・口角炎」が46.7%であった．

考　察

新型コロナウイルスの感染拡大は，社会のシステムや人々の生活に大きな影響を及ぼし，生活全体の自粛により，社会経済活動にも大きな影響が出てきている．診療所・病院経営も例外ではない．日本医師会は『新型コロナウイルス感染症の診療所経営への影響（2020年4～6月分）』の中で，「医業収入では，対前年同月比が，2020年4月はマイナス15.4%，5月がマイナス16.5%，6月がマイナス8.0%であり，主な診療科別の対前年同期比（2020年4～6月平均）では，総数がマイナス13.3%，内科がマイナス10.7%，耳鼻咽喉科がマイナス34.5%，小児科がマイナス26.0%であった．」と報告している[2]．また一般社団法人日本病院会，公益社団法人全日本病院協会，一般社団法人日本医療法人協会に加盟する全病院を対象に行った『新型コロナウイルス感染拡大による病院経営状況緊急調査（最終報告）』の中で，「令和2年4月の医業収入は，全国平均で前年比▲10.5%，新型コロナウイルス感染症患者を受け入れた医療

機関等においては▲12.4％，新型コロナウイルス感染症患者を受け入れていない医療機関においても，患者の入院ならびに手術の抑制・延期や，受診控え，健診の中止等による影響から▲7.7％の減収となるなど，医療機関全般に深刻な影響が出ている。」と報告している[3]．

本調査結果では，2020年4月，5月の総収入はそれぞれ17.4％減，12.7％減，受診患者数はそれぞれ16.4％減，11.7％減とかなり厳しいものとなった．エリア別，施設別に解析した総収入の結果を総括すると，大都市部の診療所と病院(200床以上)は大打撃，中小都市部の診療所と病院(200床以上)は打撃，町村部の診療所はやや打撃と言ったところであろうか．大都市部は感染者の発生が多く，病院(200床以上)でも，コロナ患者を受け入れている施設では，初診の受付中止や予約患者の受診抑制，予定手術の延期などで，4月，5月は患者数も減少した．そして，コロナ患者を受け入れているということで，その病院の受診を控える患者もおり，風評被害のようでもあった．大都市部に比べて中小都市部や町村部の患者数の減少が少ないのは在宅勤務が多くなり，都市部に通勤や通学で来られなくなった患者が，地元の医療機関を受診していたためではないだろうか．感染拡大第2波以降による影響は調査していないが，おそらく多くの医療機関，特に病院での総収入および受診患者数が落ち込んでいる懸念がある．

厚生労働省は，新型コロナウイルス感染症が収まるまでの期間限定の措置として，電話等(電話や情報通信機器)を用いた診療において，2020年2月28日から電話等再診料，また，4月10日から初診料(214点)の算定が可能(受診歴のない患者に対しても)となった．本調査では，「定期的に通院する患者に，処方箋の交付をした(処方箋の郵送やFAXでの送付)」が50.4％，「当院の受診を勧めた」が40.2％と上位を占め，皮膚慢性疾患で定期的に受診している患者には処方箋の郵送等を行うが，初診または新たな症状の際は受診を勧めていることがうかがえる．現在のコロナ禍におい

て，これらの特例措置は致し方ない部分はあるかもしれないが，菅　義偉内閣総理大臣(当時)の所信で表明した「デジタル社会の実現」がさらに進み，2021年6月30日に開催された「オンライン診療の適切な実施に関する指針の見直しに関する検討会」で，「初診からのオンライン診療」の恒久化・制度化に向けて，さらに詳細を詰めていくとの方針が表明された．この機に乗じて「初診からのオンライン診療」を認めていくという危惧が深まってきた．皮膚科は「見て，触って」診断・治療していく科であるため，今後のオンライン診療に関する動きを，しっかりと注視していかなければならない．

感染予防に必要なマスク，ガウン，手袋，フェイスシールドなどは，第1波の際には急激に在庫がなくなり，世の中から消えた．ドラッグストアでマスクが入手しにくくなり，小売店では購入量に制限を設けたため，毎朝開店前に長蛇の列ができた．同時に医療現場で使われるマスクやフェイスシールド，長袖ガウン，ゴーグルなどの，個人防護具(personal protective equipment：PPE)の不足が問題化し，院内感染の拡大を招いた一因とも言われている．実際，3月末頃から4月中旬にかけての医療機関，特に病院の状況は混乱を極めていた．アンケートの回答からもわかるように，マスク，ガウン，フェイスシールドなどの不足が目立ち，購入もできない状態が続き，医療現場の混乱が続いた．色々な物で代用したり，手作りしたりと，さながら野戦病院のようであった．厚生労働省は，国が確保したPPEについて都道府県を通じて必要な医療機関への優先配布を開始した．しかし感染が拡大するなか，現場の不足感は深刻さを増すばかりであり，医療機関でのPPEの充足感は得られなかった．特に，マスク不足は診療所69.8％，病院(200床未満)68.4％，病院(200床以上)が72.6％，N95マスク不足は病院(200床以上)で55.8％，消毒用アルコール不足は70.3％(診療所：71.1％，病院(200床以上)：60.0％)，フェイスシールド不足は病院(200床以上)が63.1％，手

袋(ゴム・プラスチック等)不足は診療所 51.9%，ガーゼ不足は診療所で 50.4%，長袖ガウン不足は病院(200 床以上)において 59.7%であったが，多くは調査時点では充足していた．

コロナ禍では顔面の湿疹・皮膚炎も含め，大変増加した印象がある．本調査では，「明らかにマスクによると思われる，顔面の皮膚障害の患者」に関し，「かなり多く経験した」が 33.6%，「多く経験した」が 53.8%と，多く経験したが 87.4%であった．その内訳は，「湿疹・皮膚炎」が 94.4%，「痤瘡・毛包炎」が 91.2%，「口唇炎・口角炎」が 46.7%であった．その他フリーコメントより，アトピー性皮膚炎の悪化，脂漏性皮膚炎・耳切れなどを経験している．現在はマスクを常時着用するようになってから約 2 年が経過しているが，痤瘡，湿疹・皮膚炎がさらに増加している印象をぬぐえない．マスク着用時のスキンケアの指導等が必要となっている．

最後に，本調査にご参加いただいた会員のうち，84.1%が日本医師会に所属していたが，前述したフリーコメント等によれば，日本医師会に所属している会員においては，医師会からのマスク・消毒用アルコール・長袖ガウン等の配布は大変ありがたかったようである．一方で，病院・診療所からの医師会の運用する PCR センターへの人的協力は 10%程度と少なかったものの，各自治体によっては都道府県や市区町村が主導で運用するセンターもあり，病院皮膚科・皮膚科診療所の貢献はこの数字では判断できないものと思われる．今後も新型コロナ患者の診療に直接携わることは少ないが，集団ワクチン接種や新型コロナウイルス陽性自宅療養者への訪問診療(往診)等への参画をしていきたいと思う一方で，すでに協力している皮膚科医も増えている．いまだ終息をみない新型コロナウイルス感染症ではあるが，病院・診療所，診療科にかかわらず全員が一丸となって見えない敵と戦っていきましょう．

文 献

1) 高路　修ほか：令和 2 年度医療制度検討委員会会長諮問に対する答申その 1「コロナかでの皮膚科診療に現状について〜新型コロナウイルス感染拡大第一波(令和 2 年 3〜6 月)における外来診療の状況調査〜」．日臨皮会誌，**38**(5)：801-814，2021.

2) 新型コロナウイルス感染症の診療所経営への影響　2020 年 4〜6 月分　日本医師会定例記者会見　2020 年 9 月 9 日　公益社団法人日本医師会．〔https://www.med.or.jp/dl-med/teireikaiken/20200909_2.pdf〕

3) 新型コロナウイルス感染拡大による病院経営状況緊急調査(最終報告)　2020 年 5 月 27 日　一般社団法人日本病院会，公益社団法人全日本病院協会，一般社団法人日本医療法人協会．〔https://www.hospital.or.jp/pdf/06_20200527_01.pdf〕

MB Derma, 322：82-88, 2022.

◆特集／コロナ禍の皮膚科日常診療

Q & A　患者さんの質問に答える

**Q1. ウイルス感染症のときに不顕性感染がある
のはなぜですか？　症状がある人とない人
では，何が違うのでしょうか？**

　人によって疾患感受性が異なるからです．人間
を含む生命は遺伝情報から作られています．遺伝
情報は同じ種（ヒト）では極めて似通っていて，個
体間の差はごくごく僅かしかありません．それで
も人間の見た目は人種や個人間で大きく違いま
す．これは僅かな数の遺伝子の配列の違いによる
機能の差が，見た目を大きく変えるからです．こ
のような個体間の違いは，実は免疫の部分に最も
大きく表れます．免疫とは自分以外のものを排除
する機構ですが，それには何が自分かという ID
番号が必要になります．そしてそれは簡単に他人
や他の生物と共有しないように複雑で長い一人一
人違う配列になっています．この配列はヒト白血
球抗原（HLA）と呼ばれる部分で，この ID の性質
によって罹りやすい病気とそうでない病気があり
ます．また，血液型など細胞の表面に発現する糖
鎖や蛋白質によってもウイルスが付着しやすいな
どの差がみられます．ウイルス感染症が無症候の
人と重症化する人にもそのような個体差があると
言えるでしょう．以上は生まれつきの差ですが，
後天的な差によっても疾患の重症度は変わりま
す．COVID-19 でよく知られたように，病的な肥
満があると肺炎が重症化します．病的な肥満とは
脂肪本来の蓄積場所である皮下だけでなく，内臓
に脂肪が蓄積した状態になります．このような状
態では，いろいろな炎症が非肥満の個体に比べ強
く起きる傾向がみられます．このような個体にウ
イルス感染症が生じると，ウイルスは最初の損傷
の引き金を引くだけでも，肺に強い炎症が生じて

制御しにくくなります．男性は一般に炎症を強く
起こす性質があり，COVID-19 で男性がより重症
化しやすいのも恐らく同じ理由と考えられます．
このように，先天的，後天的な性質によって同じ
ウイルスでも強い影響を受ける宿主とそうでない
宿主がいるため，無症候や軽症者がいることにな
ります．

（今福信一）

**Q2. 水痘帯状疱疹ウイルスには中年以降の人は
ほぼ罹ったことがあると聞いたことがあり
ますが，それは事実ですか？**

　事実です．中年以降というよりもっと若い世代
でほとんどの人は一度は VZV に感染しています．
なので，現在の成人の VZV の抗体価を調査する
とほぼ 100％陽性になります．水痘を経験したか
どうかよく覚えていない人でも，大多数は成人期
には抗体が陽性になっています．それは水痘でも
ごく軽症であったり，稀に不顕性の場合もあるか
らです．そして水痘の既往を持つ人はすべて帯状
疱疹を発症する可能性があると言えます．水痘ワ
クチンが定期接種化された 2014 年より前では，
VZV は冬季に小児に流行していたので，ほとん
どの人は初感染は小児期に水痘を経験して，稀に
成人期に感染していました．2014 年以降は水痘ワ
クチンで予防されていて，流行性の感染は激減し
ました．しかし水痘ワクチンの感染防御能は完全
ではなく，ワクチン後に自然水痘に罹ることがあ
ります．このような水痘の再感染は「ブレイクス
ルー水痘」と呼ばれ，ワクチン接種者の 20％程度
に生じると考えられています．水痘ワクチンは水

痘の症状を極めて軽症化させますので，臨床的に
この再感染はあまり問題になりません．しかし，
このような例は神経節にワクチン株と野生株の2
種類が潜伏感染することになります．ワクチン株
では明らかに帯状疱疹が生じる頻度は減ります
が，2種類を持つ個体の帯状疱疹の発症頻度はま
だわかっていません．

（今福信一）

Q3. 新型コロナウイルス感染症の経験を経て，今後のワクチンはサブユニットワクチンやmRNAワクチンが主体になっていくでしょうか？

麻疹，風疹など従来からのウイルス感染症に対
する生ワクチンは，安全性，有効性も長期のデー
タがあるため，改めてサブユニットワクチンや核
酸(mRNA, DNA)ワクチンを開発するメリットは
あまりないと思います．ただ，例えば帯状疱疹ワ
クチンに関しては生ワクチンよりもサブユニット
ワクチンのほうが効果も高く，免疫抑制状態の被
接種者にも使用可能であるという特徴があり，現
在も様々な感染症に対するサブユニットワクチン
の開発が進められています．また，mRNAワクチ
ンについてですが，核酸はタンパク質に比べて合
成，変異への対応が容易なことから，例えば新型
コロナウイルス変異株や新型インフルエンザに対
する緊急性の高いものには非常にメリットがあり
ます．その他，今まで生ワクチン，不活化ワクチ
ン，サブユニットワクチン開発がうまくいってい
なかったヘルペスウイルス科(HSV, EBV, CMV)
のウイルス，パンデミック疾患(エボラウイルス
病，ジカ熱など)，またHIVに対するワクチン開
発が進められており，臨床試験に入っているもの
もあります[1]．

文 献

1) Nitika JW, Hui AM：The Development of mRNA Vaccines for Infectious Diseases：Recent Updates. *Infect Drug Resist*, **14**：5271-5285, 2021.

（渡辺大輔）

Q4. ワクチン接種を受けないほうがいい人はどのような疾患にかかっている場合でしょうか？　またそれはワクチンの種類にもよるでしょうか？

ワクチン接種を避ける状態として，どのワクチ
ンにも共通なものは，発熱中，急性疾患罹患中，
妊娠中，以前に同じワクチンでアナフィラキシー
の既往のあることが挙げられます．生ワクチンで
はそれに加えて，原発性，続発性免疫不全，悪性
腫瘍白血病，リンパ腫の急性期や免疫抑制剤，化
学療法を受けているものなども接種不適当者とな
ります．一例として，表1に帯状疱疹予防目的で
の水痘生ワクチンの接種不適当者を示します．

（渡辺大輔）

表 1. 2020 年 10 月改訂乾燥弱毒生水痘ワクチン「ビケン」インタビューフォーム

接種後 2 週間以内に治療等により末梢血リンパ球数の減少あるいは免疫機能の低下が予想される場合		
細胞性免疫不全状態の場合		
骨髄やリンパ系に影響を与える疾患	免疫抑制状態あるいは免疫不全状態にある場合	
HIV 感染または AIDS		
悪性腫瘍の患者	急性骨髄性白血病，T 細胞白血病，悪性リンパ腫，慢性白血病	免疫抑制状態あるいは免疫不全状態にある場合
	急性リンパ性白血病	① 完全寛解後 3 か月未満 ② リンパ球数が 500/mm³未満 ③ 遅延型皮膚過敏反応テストが陰性 ④ 維持化学療法としての 6-メルカプトプリン投与以外の薬剤を接種前後 1 週間以内に使用 ⑤ 強化療法や広範な放射線治療などの免疫抑制作用の強い治療を受けている
	悪性固形腫瘍	摘出手術または化学療法によって腫瘍の増殖が抑制されていない場合
		腫瘍の増殖が抑制されている状態で，急性リンパ性白血病の ①～⑤ に該当する場合
免疫抑制などを受け・化学療法をしている	副腎皮質ステロイド剤，免疫抑制剤を使用している	副腎皮質ステロイド剤(注射剤，経口剤)：プレドニゾロン等 免疫抑制剤：シクロスポリン(ネオーラル®，サンディミュン®) 　　　　　　タクロリムス(プログラフ®) 　　　　　　 アザチオプリン(イムラン®)等 により，明らかに免疫抑制状態である場合
	上記以外の免疫抑制作用のある薬剤を使用している	抗リウマチ剤や抗悪性腫瘍剤等により，明らかに免疫抑制状態である場合

Q5. 新型コロナウイルス感染の場合もそうですが，その他にも水痘や麻疹のように成人になってから罹るより子どもの頃に罹ると症状が軽いのはなぜですか？

　ウイルス感染症の重症度は，ウイルスそのものによる感染細胞の破壊と同時に，その後に生じてくる炎症の程度により決まります．Q1，Q2 の説明とも共通しますが，ウイルス感染症の疾患の感受性は宿主によって異なります．また，ウイルス感染症の症状は，ウイルスが細胞内で複製することによって決まっているのではなく，宿主側の抵抗(免疫による炎症)との足し算の結果になります．そして多くの場合，私達が臨床症状と呼んでいる発熱や倦怠感，発疹などの症状は宿主の抵抗によって生じています．小児の免疫は基本的に生後に完成していくもので，最初はすべてが初感染になります．そのような時期は感染して病原体の侵入を許しても強い炎症を起こしません．成長の過程で多くのウイルスや細菌，真菌に曝露されることで，徐々に免疫も強化され，強い炎症を生じて病原体を排除できるようになっていきます．し

たがって，小児期には感染しても強い炎症を生じないため症状が軽症にみえると考えられています．しかし，必ずしもすべてが軽症という訳ではなく，例えば水痘やインフルエンザでも生後 6 か月以降の乳児では重症になる場合があります．母親の血清から胎盤を経由してもらっていたウイルス特異的な IgG 抗体は，生後半年で消失します．その後，1 歳くらいまでは乳児の感染症は重症化しやすいことが知られています．

（今福信一）

Q6. 帯状疱疹ワクチンは，理想的には何年おきにうつといいですか？

　帯状疱疹生ワクチン臨床試験後の長期追跡調査では，8 年目にプラセボ群とワクチン接種群との発症率の差に統計的な有意差がなくなっています[1]．一方，サブユニットワクチンの臨床試験後の長期追跡調査中間報告では，8 年目でのワクチン接種者の発症阻止率は 85％と高いものとなっています[2]．また帯状疱疹発症後，再発予防目的

のワクチン接種はいつすればいいかという質問もよく受けます．帯状疱疹の再発率については文献上1〜6％とされています．我が国で行われている宮崎県での大規模疫学研究では，6年間の調査で帯状疱疹の再発率は6.41％で女性にやや多く，再発間隔は2か月から73年の範囲で，平均期間は13.71±10.96年であり，3〜11年でピークに達し，その後は時間とともに徐々に減少していました[3]．このことから，帯状疱疹発症数年後にはワクチン接種を考えてもいいのかもしれません．

文　献

1) Tseng HF, Harpaz R, Luo Y, et al：Declining Effectiveness of Herpes Zoster Vaccine in Adults Aged ≧60 Years. *J Infect Dis*, **213**：1872-1875, 2016.
2) Boutry C, Hastie A, Diez-Domingo J, et al：The Adjuvanted Recombinant Zoster Vaccine Confers Long-term Protection Against Herpes Zoster：Interim Results of an Extension Study of the Pivotal Phase Ⅲ Clinical Trials(ZOE-50 and ZOE-70). *Clin Infect Dis*, 2021.[published online ahead of print, 2021 Jul 20]
3) Shiraki K, Toyama N, Daikoku T, et al：Herpes Zoster and Recurrent Herpes Zoster. *Open Forum Infect Dis*, **4**：ofx007, 2017.

（渡辺大輔）

Q7. ICD(インフェクションコントロールドクター)の資格はどのようにしたら取れますか？　更新資格も教えてください．

ICD の資格は認定制であり，取得のハードルはそこまで高いものではありません．日本感染症学会はじめ，感染症関連の学会(残念ながら皮膚科学会関連のものではありませんが)に属しており，感染対策活動歴と講習会への出席で取得が可能です．更新についても一定数の講習会へ出席して，申請を行えば可能となっております．一方，感染

症専門医の資格はすべての領域の感染症の知識が必要となり，認定試験もある専門医制度です．感染症専門医の資格を持つ皮膚科医は感染症学会の一覧では全国で2名となっておりました．試験もかなりマニアックな問題が多く，筆者が受けた際に最も印象に残っているのは，「シエラレオネに入国する際に必要なワクチンを答えなさい」という問題でした．この試験勉強をするだけで感染症に対しての知識はかなり深まりますので，興味がある方はチャレンジしてみてはいかがでしょうか．

（加藤裕史）

Q8. ICD の資格は感染症をたびたび扱う皮膚科医が持っていることにどんな意義がありますか？

ICD や感染症専門医の資格自体よりは，資格試験を受ける際に得た知識に価値があると考えております．抗菌薬の適切な選択や使用量の設定，感染対策などについての知識を医局(チーム)で一人が持っており，カンファレンスや回診時に意見として追加することで病棟チームメンバー全員のレベルが上がります．また，入院期間の短縮や，病棟での耐性菌発生率の低下などにもつながります．筆者は抗菌薬適正使用支援チーム(AST)業務も行っていますが，今では不適切な抗菌薬の選択，過少投与などについて皮膚科に意見するようなことはほとんどなくなっています．皮膚科は抗菌薬の使用量では全診療科のなかでも上位に入ります．資格を取る取らないという議論は置いておいて，感染症に関する知識は得ておいて損はないと思います．

（加藤裕史）

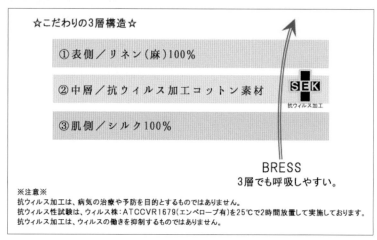

図 1.

Q9. マスクの素材のなかで刺激の少ないものはありますか?

マスクトラブルの原因として,マスク着用による蒸れ,マスクの摩擦刺激,マスクの素材による物理的刺激や化学的刺激が挙げられる.皮膚に直接触れる部分は,肌着と同様に綿か絹素材が刺激は少ないと言える.ただ,綿は吸湿性はあるが放湿性がないため,蒸れやすいという欠点がある.一方,絹は吸湿性と放湿性の両方があり,さらに紫外線対策効果もあるため,マスクにはよりふさわしい.注意しなければならないのは,抗ウイルス効果があるかどうか,ということである.SEKマーク(一般社団法人 繊維評価技術協議会が実施している業界自主基準マーク)で,抗ウイルス加工繊維であることが証明されていることは,選ぶための1つの基準になる.セラフィック株式会社のファブリックケア®マスクの例を示す(図1, 2).

また,不織布マスクのなかでも,繊維がきめ細かく柔らかいタイプや,保湿効果を高めたタイプなど,刺激が少なくなっているマスクも散見される.不織布マスクの中にシルクのインナーマスクや柔らかいガーゼを入れて刺激を少なくする方法もある.

マスクを選ぶにあたって,素材の次に大切なことは大きさである.顔の大きさにぴったりフィットするマスクを正しく着用することで,マスクトラブルは間違いなく減る.

最後に,いくら刺激の少ないマスクでも,何度

も使いまわしをしたり,ごしごしこすり洗いをしていると,繊維が毛羽立ってきて刺激が生じやすくなるので,注意が必要である.

(野村有子)

Q10. 日常的な感染予防はウレタンなどの洗えるマスクでは不十分ですか?

厚生労働省ホームページの新型コロナウイルスに関するQ&Aでは,一般的マスクの効果について,不織布が最も効果が高く,次に布,その次にウレタンの順と記載されている.具体的には,50 cm の近距離で聞き手だけがマスクを着用している場合は,ウイルスの吸い込みが布マスクで17%減,不織布マスクで47%減となるが,話し手だけがマスクを着用している場合は,布マスク,不織布マスクとも7割以上減る.双方が布マスクをしている場合は7割減,不織布マスクをしている場合は75%減となる.また,理化学研究所の富岳シミュレーションでは,吐き出し飛沫量のカットする効果は不織布で約80%,ウレタンで約50%とのデータを出している.さらに国立病院機構仙台医療センターウイルスセンター長の西村秀一氏の研究では,5 μm 以下の粒子のウレタンマスクの除去率は1%以下であり,感染予防効果に対して否定的な結果が出ている.ウレタンマスクは,おしゃれで安価であり,息苦しくないメリットがある反面,感染予防としては不十分と言わざるを得

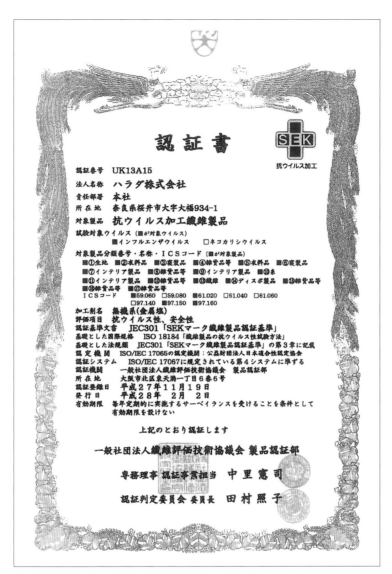

図 2.

ない．洗える布マスクのなかでも，抗ウイルス加工が施されているものもあるので，感染対策にはそちらのほうがふさわしいと言える．

（野村有子）

Q11. イソチアゾリノンなど防腐剤による接触皮膚炎が増えていますが，手指消毒薬や手洗い洗剤の中にも入っていますか？

イソチアゾリノンは防腐剤の一種で，パラベンアレルギーを回避する目的で使用頻度が増加している．メチルクロロイソチアゾリノン・メチルイソチアゾリノンを混合したイソチアゾリノンミックスが化粧品に使用されるようになった．それに伴い接触皮膚炎の報告が増加し，日本化粧品工業連合参加の企業は2017年以降，自主規制を行っており，少しずつかぶれの報告が減少している．

手指消毒薬や手洗い洗剤は医薬品，医薬部外品，もしくは化粧品に分類される製品がある．化粧品は全成分表示義務があるが，医薬品と医薬部外品には表示指示成分を記載することが義務づけられている．イソチアゾリノンは表示指定成分ではないため，全成分表示を義務づけられていない

医薬品と医薬部外品の中には混在する可能性がある．また除菌目的で使われるウェットティッシュ（化粧品に準じた全成分表示義務あり）にも含有されることがあるが，必ずしもイソチアゾリノンと記載されていない可能性が指摘されている[1]．

参考文献

1) 河上強志ほか：イソチアゾリノン系防腐剤による接触皮膚炎—家庭用品に起因する症例を中心として—．*J Environ Dermatol Cutan Allergol*，8(3)：147-161，2014．

（高山かおる）

Q12. 手洗いは1日何回すすめるべきでしょうか？

回数ではなく，患者さんの生活スタイルを聞いてタイミングを示すようにしています．日常生活でも，外出より帰ってきたときや手についた汚れを落とすために手を洗うと思いますが，その他に，飲食する前，調理の前，トイレの後には手洗いを勧めます．頻回な手洗いによる手荒れのために，かえって十分な手指衛生ができなくなる症例も経験します．

（伊藤明子）

Q13. 感染症による今回のようなパンデミックにも備える必要がわかりましたが，最近多い災害時への備えとして大切なことはなんですか？

2019年9月に千葉県南部に上陸した台風15号は観測史上1位の暴風を記録し，甚大な被害が発生しました．ライフラインの途絶は最大で停電が14日間，断水は17日間続きました．家屋の損壊による避難生活や栄養の偏り，ストレスなどにより乾癬，アトピー性皮膚炎，足白癬，皮膚瘙痒症などの皮膚疾患にも悪影響を与えました．防災白書では令和2年版「激甚化・頻発化する豪雨災害」，令和3年版「新型コロナウイルス感染症の影響下における災害対策」の特集があり，行政としての取り組みが述べられています．災害拠点病院は災害派遣医療派遣チーム（DMAT）を有し，入院で通常の2倍，外来は5倍程度の収容スペース，自家発電設備を持ち，食料，飲料水，燃料，医薬品等を3日分備蓄しています．当科入院患者の集計では被災直後よりも亜急性期とされる2か月後から蜂窩織炎，重症下肢虚血，帯状疱疹などが増加し，例年の同時期と比較すると総数で2倍近くにのぼりました．併存症は糖尿病，寝たきり，癌の順でした．今回の災害で，1急性期に予想される外傷や細菌感染症の対処，2避難所での深部静脈血栓症発症予防対策，3受診遅れや併存疾患を有する患者の重症化を経験しました．医療者としては，一時的に患者が急増する場合には周辺の医療機関との役割分担が重要で，平時からの連携体制の構築が求められます．患者さん側の備えとしては過度な受診控えをしないこと，病歴・薬歴などの簡潔なメモを持ち，救護所で伝えられるようにすることも大切です．

（稲福和宏）

Monthly Book

デルマ Derma.

―― 2022 年度　年間購読料　42,130 円 ――
通常号：定価 2,750 円（本体 2,500 円＋税）×11 冊
増大号：定価 5,500 円（本体 5,000 円＋税）×1 冊
増刊号：定価 6,380 円（本体 5,800 円＋税）×1 冊

※各号定価：本体 2,500 円＋税（増刊・増大号は除く）

※ 2018 年以前のバックナンバーにつきましては，弊社ホームページ（https://www.zenniti.com）をご覧ください．

FAX による注文・住所変更届け

改定：2015 年 1 月

毎度ご購読いただきましてありがとうございます.

読者の皆様方に小社の本をより確実にお届けさせていただくために，FAX でのご注文・住所変更届けを受けつけております．この機会に是非ご利用ください.

◇ご利用方法

FAX 専用注文書・住所変更届けは，そのまま切り離して FAX 用紙としてご利用ください．また，注文の場合手続き終了後，ご購入商品と郵便振替用紙を同封してお送りいたします．**代金が 5,000 円をこえる場合，代金引換便とさせて頂きます.** その他，申し込み・変更届けの方法は電話，郵便はがきも同様です.

◇代金引換について

本の代金が 5,000 円をこえる場合，代金引換とさせて頂きます．配達員が商品をお届けした際に，現金またはクレジットカード・デビットカードにて代金を配達員にお支払い下さい(本の代金＋消費税＋送料)．(※年間定期購読と同時に 5,000 円をこえるご注文を頂いた場合は代金引換とはなりません．郵便振替用紙を同封して発送いたします．代金後払いという形になります．送料は定期購読を含むご注文の場合は頂きません)

◇年間定期購読のお申し込みについて

年間定期購読は，1 年分を前金で頂いておりますため，代金引換とはなりません．郵便振替用紙を本と同封または別送いたします．送料無料，また何月号からでもお申込み頂けます.

毎年末，次年度定期購読のご案内をお送りいたしますので，定期購読更新のお手間が非常に少なく済みます.

◇住所変更届けについて

年間購読をお申し込みされております方は，その期間中お届け先が変更します際，必ずご連絡下さいますようよろしくお願い致します.

◇取消，変更について

取消，変更につきましては，お早めに FAX，お電話でお知らせ下さい.

返品は，原則として受けつけておりませんが，返品の場合の郵送料はお客様負担とさせていただきます．その際は必ず小社へご連絡ください.

◇ご送本について

ご送本につきましては，ご注文がありましてから約 1 週間前後とみていただきたいと思います．お急ぎの方は，ご注文の際にその旨をご記入ください．至急送らせていただきます．2〜3 日でお手元に届くように手配いたします.

◇個人情報の利用目的

お客様から収集させていただいた個人情報，ご注文情報は本サービスを提供する目的(本の発送，ご注文内容の確認，問い合わせに対しての回答等)以外には利用することはございません.

その他，ご不明な点は小社までご連絡ください.

株式会社 全日本病院出版会　〒113-0033 東京都文京区本郷 3-16-4-7F
電話 03(5689)5989　FAX03(5689)8030　郵便振替口座 00160-9-58753

FAX 専用注文用紙 5,000 円以上代金引換 (皮 '21.10)

		冊
Derma 年間定期購読申し込み（送料弊社負担） □ 2022 年 1 月～12 月（定価 42,130 円）　□ 2021 年__月～12 月		

□ **Derma バックナンバー申し込み**（号数と冊数をご記入ください）
　No.　　　／　　　冊　　No.　　　／　　　冊　　No.　　　／　　　冊

Monthly Book Derma. 創刊 20 周年記念書籍 □ **そこが知りたい 達人が伝授する日常皮膚診療の極意と裏ワザ**（定価 13,200 円）	冊
Monthly Book Derma. 創刊 15 周年記念書籍 □ **匠に学ぶ皮膚科外用療法―古きを生かす，最新を使う―**（定価 7,150 円）	冊
Monthly Book Derma. No. 314（'21.10 月増大号） □ **手元に 1 冊！皮膚科混合・併用薬使用ガイド**（定価 5,500 円）	冊
Monthly Book Derma. No. 307（'21.4 月増刊号） □ **日常診療にこの 1 冊！皮膚アレルギー診療のすべて**（定価 6,380 円）	冊
Monthly Book Derma. No. 300（'20.9 月増大号） □ **皮膚科医必携！外用療法・外用指導のポイント**（定価 5,500 円）	冊
Monthly Book Derma. No. 294（'20.4 月増刊号） □ **"顔の赤み" 鑑別・治療アトラス**（定価 6,380 円）	冊
Monthly Book Derma. No. 288（'19.10 月増大号） □ **実践！皮膚外科小手術・皮弁術アトラス**（定価 5,280 円）	冊

PEPARS 年間定期購読申し込み（送料弊社負担）
□ 2022 年 1 月～12 月（定価 42,020 円）　□ 2021 年__月～12 月

□ **PEPARS バックナンバー申し込み**（号数と冊数をご記入ください）
　No.　　　／　　　冊　　No.　　　／　　　冊　　No.　　　／　　　冊

PEPARS No. 147（'19.3 月増大号） □ **美容医療の安全管理とトラブルシューティング**（定価 5,720 円）	冊
□ 足の総合病院・下北沢病院がおくる！ポケット判 **主訴から引く足のプライマリケアマニュアル**（定価 6,380 円）	冊
□ **目もとの上手なエイジング**（定価 2,750 円）	冊
□ **カラーアトラス 爪の診療実践ガイド 改訂第 2 版**（定価 7,920 円）	冊
□ **イチからはじめる美容医療機器の理論と実践 改訂第 2 版**（定価 7,150 円）	冊
□ **臨床実習で役立つ 形成外科診療・救急外科処置ビギナーズマニュアル**（定価 7,150 円）	冊
□ **足爪治療マスター BOOK**（定価 6,600 円）	冊
□ **図解 こどものあざとできもの―診断力を身につける―**	冊
□ **美容外科手術―合併症と対策―**（定価 22,000 円）	冊
□ **足育学 外来でみるフットケア・フットヘルスウェア**（定価 7,700 円）	冊
□ **実践アトラス 美容外科注入治療 改訂第 2 版**（定価 9,900 円）	冊
□ **Non-Surgical 美容医療超実践講座**（定価 15,400 円）	冊
□ **スキルアップ！ニキビ治療実践マニュアル**（定価 5,720 円）	冊

その他（雑誌名/号数，書名と冊数をご記入ください）
□

お名前	フリガナ		診療科
		要捺印	
ご送付先	〒　　―		

TEL：　（　　　）　　　　　　FAX：　（　　　）

FAX 03-5689-8030 全日本病院出版会行

全日本病院出版会行

FAX 03-5689-8030

年　月　日

住 所 変 更 届 け

お名前	フリガナ	
お客様番号		毎回お送りしています封筒のお名前の右上に印字されております8ケタの番号をご記入下さい。
新お届け先	〒　　　　　都道 　　　　　　府県	
新電話番号	（　　　　　）	
変更日付	年　月　日より	月号より
旧お届け先	〒	

※ 年間購読を注文されております雑誌・書籍名に✓を付けて下さい。

- ☐ Monthly Book Orthopaedics（月刊誌）
- ☐ Monthly Book Derma.（月刊誌）
- ☐ 整形外科最小侵襲手術ジャーナル（季刊誌）
- ☐ Monthly Book Medical Rehabilitation（月刊誌）
- ☐ Monthly Book ENTONI（月刊誌）
- ☐ PEPARS（月刊誌）
- ☐ Monthly Book OCULISTA（月刊誌）

FAX 03-5689-8030

全日本病院出版会行

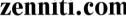

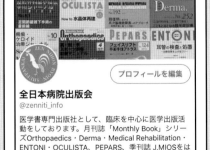

私はこうする！
痒疹・皮膚瘙痒症の診療術

編集企画／獨協医科大学埼玉医療センター教授
片桐　一元

編集主幹：照井　正　日本大学教授
　　　　　大山　学　杏林大学教授

No. 322　編集企画：
高山かおる　埼玉県済生会川口総合病院主任部長

Monthly Book Derma．　No. 322

2022 年 5 月 15 日発行（毎月 15 日発行）
定価は表紙に表示してあります．
Printed in Japan

発行者　　末　定　広　光
発行所　　株式会社　全日本病院出版会
〒 113-0033 東京都文京区本郷 3 丁目 16 番 4 号 7 階
　　　　電話（03）5689-5989　Fax（03）5689-8030
　　　　郵便振替口座 00160-9-58753
印刷・製本　三報社印刷株式会社　　電話（03）3637-0005
広告取扱店　㈱メディカルブレーン　電話（03）3814-5980

ⓒ ZEN・NIHONBYOIN・SHUPPANKAI, 2022